Experience of TCM Treatment of Pulmonary Disease

中医肺系病
证治心得

主　编　王有奎

副主编　裴伟俭　王济梅　尹政先

编　委（以姓氏笔画排序）

王　勇　王有奎　王映虹

王济梅　尹政先　白　斌

刘克勤　齐　媛　李巧珍

陈　静　赵文娟　董晓云

裴伟俭

人民卫生出版社

图书在版编目（CIP）数据

中医肺系病证治心得 / 王有奎主编 . —北京：人民卫生
出版社，2018

ISBN 978-7-117-24738-2

Ⅰ. ①中… Ⅱ. ①王… Ⅲ. ①肺病（中医）– 中医临床 –
经验 – 中国 – 现代 Ⅳ. ①R256.1

中国版本图书馆 CIP 数据核字（2018）第 023239 号

人卫智网	www.ipmph.com	医学教育、学术、考试、健康， 购书智慧智能综合服务平台
人卫官网	www.pmph.com	人卫官方资讯发布平台

中医肺系病证治心得

主　　编：王有奎
出版发行：人民卫生出版社（中继线 010-59780011）
地　　址：北京市朝阳区潘家园南里 19 号
邮　　编：100021
E - mail：pmph @ pmph.com
购书热线：010-59787592　010-59787584　010-65264830
印　　刷：三河市博文印刷有限公司
经　　销：新华书店
开　　本：710×1000　1/16　印张：8　插页：2
字　　数：131 千字
版　　次：2018 年 3 月第 1 版　2019 年 7 月第 1 版第 2 次印刷
标准书号：ISBN 978-7-117-24738-2/R·24739
定　　价：38.00 元

打击盗版举报电话：010-59787491　E-mail：WQ @ pmph.com
（凡属印装质量问题请与本社市场营销中心联系退换）

主 编 简 介

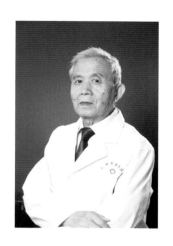

王有奎,男,1938年生。主任医师、教授,硕士生导师,第五批全国老中医药专家学术经验继承工作指导老师。历任太原市中医药学会副理事长,山西省中医学会常务理事,中华中医药学会内科肺系专业委员会委员,世界中医药学会联合会呼吸病专业委员会理事。

1963年毕业于天津中医学院,在太原市中医医院从事中医临床医疗、教学、科研工作50余载。总结出一整套呼吸病中医诊治经验,创20余首经验方,尤其擅长以中医药治疗肺系疑难病症,如支气管哮喘、间质性肺病、慢性阻塞性肺病等。主张以"西医辨病,中医辨证,扶正固本",临床以利痰扶正法治疗慢性支气管炎;补益宗气、宣降肺气治疗哮喘;温补脾肺治疗鼻炎;攻补兼施治疗慢性咳嗽;补肾纳气治疗慢性阻塞性肺病等都体现了重视补气扶正固本的学术思想及补气调气这一肺病的根本治疗原则。

出版《症状鉴别治疗手册》《王有奎四十年临床经验集锦——呼吸病特效疗法》《呼吸病的中医诊治与调理》《张仲景用药特色赏析》等医学专著,发表论文70余篇,荣获太原市科技进步奖2项。

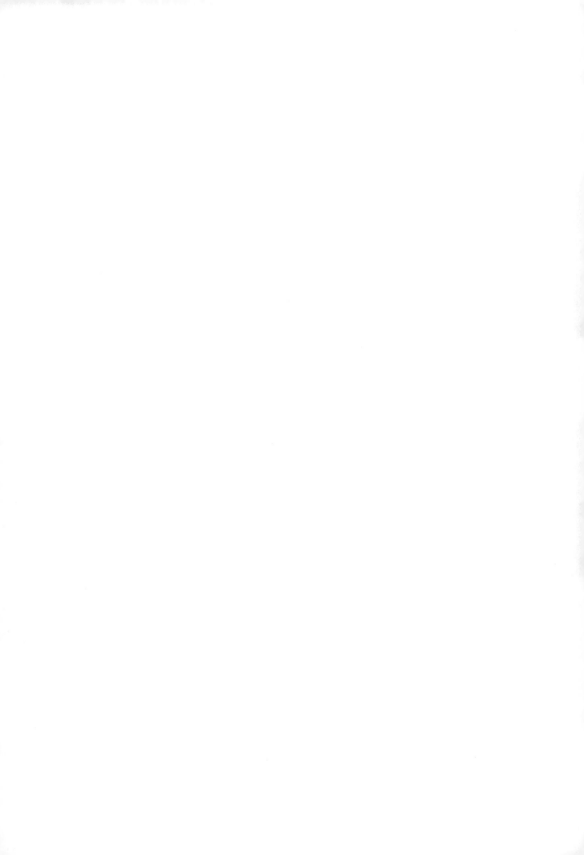

序

当前在我国有中、西两种医学体系，二者各有特点，各有优势。西医体检的设备多，技术先进，善于微观辨病，对疾病认识准确；中医善于整体观察，辨证施治，重视脏腑体系组织的生理功能。在治疗方法上西医偏于清除外因，如消炎灭菌、手术切除等；中医偏于内治，恢复或提高五脏六腑的生理功能。对于疾病的治疗，有的适宜用西医的诊疗方法，有的用中医诊疗方法效果好。长期的医疗实践使我们感到中医治疗对中老年人的常见病、慢性病，如慢性支气管炎、阻塞性肺气肿、肺心病、肺间质纤维化，及过敏性病变，如过敏性哮喘，尤其是其中的变异性哮喘、过敏性鼻炎等有较好的疗效。

中医对各种疾病的治疗都是以发生这种病的病机为依据，但是当前中医对各种呼吸病的病机还没有一致的认识，所以对各种呼吸病的治疗都是根据病人当时所表现的症状和体征而用药，同一种呼吸病因有病情轻重的不同，更有其他兼证或合并症的区别，故处方用药会大不相同，这就不利于对本病治疗的总结提高，不利于对本病治疗方法的创新。故本书主要介绍了作者以中医理论分析各种呼吸病内在本质及其发展规律的认识，是作者对发生各种呼吸病病机的认识以及作者几十年来总结出的治疗各种呼吸病的验方。在临证治疗过程中以治疗每种呼吸病的验方为基础方，以当时病人的表现为依据，对基础方施以加减用药组方，在善于辨病的前提下体现了中医整体观念、专病专方、辨证加减的特色及优势，所以对呼吸病的治疗能取得良好的效果。

王有奎

2017 年 10 月 1 日

编 写 说 明

呼吸病相当于中医的肺系病,当前就诊的肺系病人和医者对肺系病都按西医的诊断方法进行确诊。得的什么病？是肺病还是气管炎？但临床中有这样一种倾向,即治疗时以病人当时表现的症状进行辨证用药,而对该病的形成是由于肺的功能受到怎样的损害导致人的宗气产生怎样的变化不予重视,即对这种病变发生发展的病机不予重视,我认为是一种治标不治本的疗法,以致影响了中医治疗呼吸病的疗效,更影响了中医治疗方法的创新和提高。有的中医单位的肺病科(或呼吸科)对肺系病人不但以西医诊断,而且应用打针输液、灭菌消炎的西医疗法为主进行治疗,采取了中医西化,自取灭亡的手段(若确实中药无效,适于西医药治疗时可以转科或进行会诊)。所以在总论中着重提示了肺的生理功能与特性,气的功能与运行。

导致呼吸病发生与发展的因素除六淫外,痰饮、吸烟、过敏也是导致该病发生的重要因素。一般在有关肺系病的著作中很少见到有吸烟及过敏为肺系病常见病因的介绍。本书有重点地介绍吸烟对人体的危害,对人体脏腑的损伤,希望促使吸烟人早日改掉吸烟的习惯,保障身体健康;同时也着重谈到了对过敏体质的认识,过敏体质的形成和过敏性疾病如何才能取得停药后不再复发的效果,以增强过敏病人治疗的信心,使病人摆脱过敏造成的痛苦。

呼吸病的患者以中老年人为主,以病程长、体质虚者为主,即以脏腑、气血、津液不足或气机失调者为主。每个病人的病机各不相同,治疗时当补益脏腑,以扶正祛邪为主和采取个体化治疗,这些方面都着重提示着中医的特点和优势。

历代中医通过长期诊疗,在实践中总结出来治疗各证型的验方。当前对各种呼吸病发生发展还没有公认的治疗某种呼吸病的验方,在这种情况下只有借用功用相近的方剂进行加减治疗,在没有功用相近的方剂的情况下,只好应用症状鉴别的方法进行治疗。所以本书中应用较大的篇幅来揭示呼吸病常见症状的病机和用药,这是对中医临床医生实用性很强,能保证疗效的一种方法。它由两大部分组成,一是中医症状的鉴别诊断;一是每个症状在不同病证中的首选用药,尤其是不同病证中的特效用药是本书的突出特点,这样才能对应病证中的症状用上疗效最好的中药。

下篇介绍作者对常见呼吸病的认识及治疗。首先按中医的基础理论对该呼吸病的特征及主症加以认识,总结出该病发生发展的病机并以此作为治疗依据,然后结合临床实践总结出治疗该病所能取得疗效的验方,作为治疗本病的基础方。各种病治疗时就在这种基础方之上予以适当加减便可以取得良效。如治疗慢性气管炎的润肺汤、健脾化痰汤;治疗阻塞性肺气肿的复健汤;治疗支气管哮喘的哮灵汤;治疗变异性哮喘的利咽止咳汤;治疗过敏性鼻炎的通窍止涕汤等,都是我应用几十年实践证实疗效可靠的治剂,起到了如西医以链霉素治疗肺结核,氨茶碱治疗过敏性哮喘等作用。而且中医可以根据病人的具体情况进行加减,以发扬中医重视体质及个体化治疗的优势,所以对每种呼吸病都可根据中医病机总结的治疗该病的基础方进行加减治疗,这也是本书的一大特色。本书所附医案均为我临床多年的典型案例,"按"为本人的解读,"尹按"系弟子尹政先的分析评价,以帮助读者更好地体会医案的处方思路与意义。

王有奎

2017 年 10 月 8 日

目　　录

上篇　总　论

下篇　各　　论

附篇　王有奎自拟肺病经验方二十首汇录

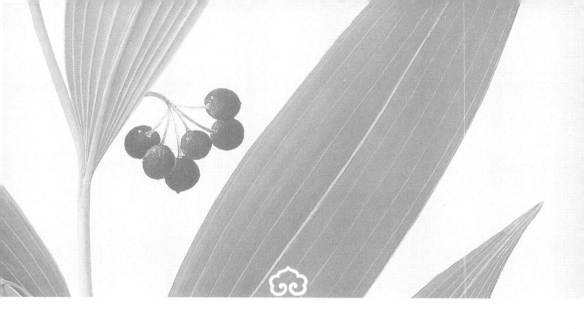

上篇

总　论

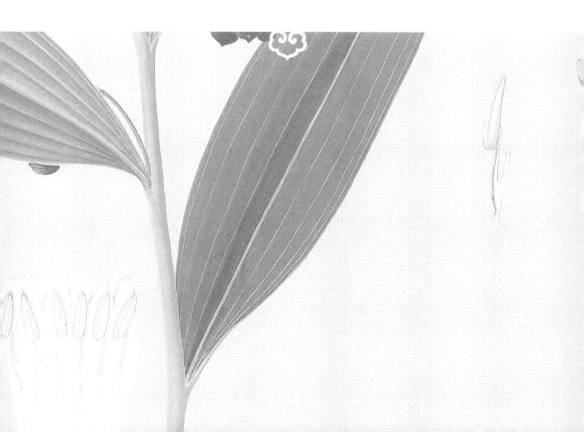

第一章　呼吸病的基本知识

　　呼吸病相当于中医肺系病的范畴,为了解中医对呼吸病的认识,必须先清楚中医对肺的有关论述。

　　肺的主要生理功能是主气,司呼吸,主行水,朝百脉,主治节。肺气以宣发、肃降为基本运动形式。在脏腑中位置最高,故有"华盖"之称,上通鼻窍,外合皮毛,与自然界息息相通,对抗外部力差,易受外邪之侵,故又有"娇脏"之称。肺在体合皮毛,在五行中属金,为阳中之阴,与自然界秋气相适应。

一、肺的主要生理功能

　　肺主气,司呼吸。肺主气包括肺主呼吸之气和一身之气两个方面。

　　肺主呼吸之气,是指肺为气体交换的场所,通过肺的作用,不断吸进清气,排出体内的浊气,以实现人体与外界环境间的气体交换,维持人体的生命活动。

　　肺主一身之气,是指肺有主司一身之气的生成和运行的作用。一身之气由先天之气和后天之气构成。宗气属后天之气,是由肺吸入自然界的清气与脾胃运化水谷之精所生的水谷之气相结合而生成,气在肺中生成,积存于胸中,上走息道以促进肺的呼吸,并贯注心脉助心推动血液的运行,沿三焦下行丹田以资先天元气,故宗气是一身之气的重要组成部分,宗气的生成关系着一身之气的盛衰。

二、肺的生理特性

　　肺主宣发与肃降。肺宣发肃降的功能是由肺气的升降运动来实现的。肺主宣发是指肺有向上升宣、向外布散气与津液的作用,可体现在三个方面,一是呼出体内的浊气;二是将由脾所转输来的津液和部分水谷精微上输于头面清窍；三是宣发卫气于皮毛肌腠，以温分肉、充皮肤、肥腠理、司开阖，将代谢后的津液化为汗液，并控制和调节其排泄。

肺气的肃降是指肺有向内、向下布散气和津液的作用，也体现在三个方面，一是吸入自然界的清气并将吸入的清气与谷气相融而成的宗气向下布散于脐下以资元气；二是将脾转输至肺的津液及部分水谷精微向下、向内布散于其他脏腑以濡润之；三是将代谢后产生的浊液下输于肾及膀胱成为尿液生成之源。若肺失宣发则呼吸不畅、胸闷喘咳，卫气郁遏，腠理闭塞可恶寒发热、津液内停化为痰饮，阻塞气道则呼吸困难不得平卧，若肺失肃降则呼吸表浅或短促、咳喘气逆。

三、气的基本概念与气的生成

气是人体内活力很强、运行不息的极精微物质，是构成人体生命活动的基本物质之一。气运行不息，推动和调控着人体的新陈代谢，维系着人体的生命过程，气的运动停止则意味着生命的终止。

人体之气来源于先天之精所化生的先天之气（即元气），水谷之精所化生的水谷之气和自然界的清气，后两者又合称为后天之气（即宗气），三者结合而成一身之气。来源于自然界的清气是靠肺的呼吸功能和肾的纳气功能才吸入体内。

肾为生气之根。先天之精是肾精的主体成分，先天之精化生的先天之气是人体之气的根本。因而肾藏精的功能对气的生成至关重要。

脾为生气之源。脾胃共同完成对饮食的消化吸收。脾将水谷之精上输心、肺化生血与津液，水谷之精与血及津液皆可化气，称为水谷之气，成为人体之气的主要来源，故称脾为生气之源。

肺为生气之主。肺主司宗气的生成，一者宗气的生成关系着人体一身之气的盛衰，另外宗气积于胸中资心脉行血气，下蓄丹田资元气。

总之，人体之气的盛衰与肺、脾、肾的功能密切相关。

四、气的生理功能

其生理功能可归纳为五个方面：

1. 推动与调控作用 激发和调控着脏腑经络进行正常的生理运动，也推动精血津液的正常代谢。此外精的生成与疏泄,血的生成与运行,津液的生成、输布与排泄等生理运动也都依赖于气的激发与推动功能得以正常运行。气又分阴、阳,气发挥推动、兴奋、升发是阳气的作用,另一方面阴气还发挥着宁静、抑制、肃静的作用。阴、阳二气的功能协调、相辅相成才能促使气发挥推动与调控的作用,若气的推动作用减弱则会出现精的化生不足,输泄障碍,血液津液的生成不足及运行迟缓等病理变化;若阳气的推动激发过亢则可出现精血津液代谢加快,消耗过多,可见遗精、多汗、出血、失眠等疾病。

2. **温煦与凉润作用**　人体通过阳气的作用可以维持相对恒定的体温,有助于各脏腑、经络、形体官窍进行正常的生理活动,有助于精血津液正常输泄、循行输布,即所谓"得温则行,得寒则凝"。若阳气不足则可见虚寒性病变,表现为畏寒喜暖、四肢不温、体温低下,脏腑生理运动减弱,精血津液代谢减弱,运行迟缓等。若阴气的凉润作用减弱则出现低热、盗汗、五心烦热、脉细数等精血津液代谢加快,脏腑机能亢奋的病变。

3. **防御作用**　气既能护卫肌表、防御外邪入侵,又可以驱除侵入人体的外邪。若气的防御功能过低势必不能抗邪,邪气易于入侵而发生疾病。当邪气侵入人体某一部位时,机体正气就会聚集该处驱邪外出,故气的防御功能决定着疾病的发生、发展和转归。

4. **固摄作用**　气的固摄作用是指气对体内精血、津液等液体物质的固护、统摄和控制作用,从而防止这些物质的无故流失,保证它们在体内发挥正常的生理功能。若气的固摄作用弱,则有可能导致体内液体物质大量流失,如各种出血、自汗、多尿、小便失禁、流涎、呕吐清水、滑脱泄泻、遗精、滑精、早泄等症。

5. **中介作用**　主要是指气能感应传导信息以维系机体的整体联系,气是感应和传导的载体,人体内各种生命信息都可通过在体内升降出入运行的气来感应和传递,从而构建人体各个部位间的密切联系。再如针灸、按摩或其他外治方法等刺激和信息也是通过气的感应运载而传导于内脏,达到调节机体生理运动的目的。因此,气是生命信息的载体,是脏腑官窍之间相互联系的中介。

五、气的运动及气化

气的运动形式可归纳为升降出入,如肝、脾主升,肺、胃主降等。这种对立统一的矛盾运动广泛存在于机体内部,整个机体的生理功能协调平衡才有人体之气的正常运动,各脏腑才能发挥正常的生理功能。所以一方面气必须有通畅无阻的运行,另一方面,气的升降出入运动必须平衡协调,气的运动才是正常的,称之为"气机调畅"。气升降出入之间失去协调平衡时,概称为"气机失调",如气的运行受限而不通畅称为"气机不畅";受阻较甚,局部阻滞不通称为"气滞";气的上升太过又下降不及时,称为"气逆";气的运动能力不足或减弱为"气虚";气上升不及或下降太过称为"气陷";气的外出太过而不能内守,称为"气脱";气不能外达而郁结闭塞于内称为"气闭"。这些气机失调可以导致诸多病变,将在病机中介绍。

气的运动而产生的各种变化称为"气化"。气化实际上是指由人体之气的运动而引起精气血津液等物质与能量的新陈代谢过程,是生命最基本的特征之一。

六、气 的 分 类

1. **人身之气** 即一身之气,简称"气",是构成人体各脏腑组织,并运行于全身的极细精微物质,是由先天之精化生之气、水谷之精化生之气及吸入的自然界清气三者相融合而成。人身之气推动和调控着各脏腑、经络、形体、官窍的生理活动,推动和调控着血、津液、精的运行、输布、代谢,维系着人体的生命进程。人身之气与邪气相对而言,称为正气,具有防御、抗邪、调节、康复等作用。

2. **元气、宗气、营气、卫气**

（1）元气:是人体最根本、最重要的气,是人体生命运动的原动力,其生理功能一是推动和调节人体的生长发育和生理机能,二是推动和调控各脏腑、经络、形体、官窍的生理活动。

（2）宗气:是由谷气和自然界的清气相结合积聚于胸中的气,属后天之气的范围。宗气的生成关系到一身之气的盛衰。

（3）营气:是行于脉中而具有营养作用的气。其功能是化生血液和营养全身。

（4）卫气:是行于脉外而具有保卫作用的气。具有防御外邪,温养全身,调控腠理的功能。

3. **脏腑之气、经络之气** 脏腑、经络之气是全身之气的一部分,一身之气分布到某一脏腑或某一经络,即成为某一脏腑或某一经络之气。这些气是构成各脏腑经络的基本物质,又是推动和维持各脏腑经络进行生理活动的物质基础。

七、呼吸病的病因与病机

病因学是研究各种致病因素的概念、形成、性质、致病特点及其所致病证临床表现的理论。中医认为病人所表现的临床症状和体征都是在某种病因的影响下所形成的异常反应,以临床表现为依据,通过分析症状和体征来推求病因,从而为治疗用药提供依据,这样才能更好地指导疾病的防治和诊断。导致呼吸病发生的病因除常见的饮食失宜、七情内伤、过度劳倦外,多见以下几种。

(一)病因

1. 六淫　即风、寒、暑、湿、燥、火(热)六种外感病邪的统称。这是自然界六种不同的气候变化,一般不会致病,但在气候异常变化,超越了人体适应能力,或人体正气不足、抵抗力下降,不能适应气候变化而发病时,六气则成为病因,此时使人致病的六气被称之为六淫。

(1)风邪:风邪有形无定处、变幻无常的特征,以风为先导的外感病一般都发病急、传变快。风邪入侵多现面部肌肉抽搐、颈项强直,风邪终岁常在,表里内外均可遍及,并常兼他邪合而伤人,故有"风为百病之长"的说法。

(2)寒邪:寒邪入侵,易使气血津液运行不畅,"不通则痛",如寒袭肌表,则头身肢节疼痛。寒邪易伤阳气,为外感。寒邪令卫阳被遏则恶寒发热、鼻塞、流清涕;令脾阳受损,可见脘腹痞满冷痛、呕吐腹泻。寒邪可使气机收敛、筋脉挛急。

(3)湿邪:湿邪具有重浊、黏腻趋下的特性,湿邪侵袭会出现头身困重、口黏、舌苔黏腻、下肢水肿、湿疹浸淫、小便浑浊、大便不畅,起病隐匿而且缠绵难愈。

(4)燥邪:多发于秋季,损伤人体津液,出现各种干燥涩滞的症状,如口鼻干燥、咽干、皮肤干涩皲裂等;另外,燥易伤肺及咽喉,出现干咳少痰、痰黏不利、咽喉干痒。

(5)暑邪:暑为阳邪,其性炎热,暑邪伤人后可产生高热、心烦、面赤、多汗、头晕目眩、口渴喜饮,如夹湿邪则身热不畅、四肢困倦、胸闷呕恶、腹泻不爽。

（6）火邪:火热为阳邪,其性趋上,火邪伤人,多见目赤肿痛、口舌生疮、牙龈及耳肿痛、流脓、身热汗出、口干口苦、倦怠无力、少气懒言。火热之邪易生风动血,出现高热神昏、四肢抽搐或吐血、尿血、便血等症,并易导致痈肿疮疡。

2. 痰饮 痰饮是人体水液代谢障碍所形成的病理产物,与肺、脾、肾、肝及三焦的功能失常密切相关。痰饮的形成还与某些外感内伤直接相关,如外感湿邪留滞体内,火邪伤人煎灼津液,恣食肥甘厚味、七情内伤、气郁水停等凡与津液代谢功能失调有关的致病因素均可导致痰饮的形成。稠浊的为痰,清稀的为饮。痰又可分为有形之痰与无形之痰,视之可见、闻之有声的为有形之痰,一般呼吸病中所谓之痰即指此类,只见其征象不见其形质的痰病中的痰即无形之痰。

痰饮形成后往往阻滞气血的运行,如痰饮阻滞,使肺失宣降则胸闷气喘、咳嗽、咳痰等,痰饮形成后还影响肺、脾、肾及三焦的功能,进一步影响体内的水液代谢使体内水湿痰饮增多,病证繁多,症状复杂且病势缠绵,病程较长。

3. 疠气 指具有强烈致病性和传染性的一类外感病邪。疠气可通过空气传染、经口鼻侵入致病,也可随饮食、蚊虫叮咬、皮肤接触而发病。实际上包括了现代临床许多传染病。疠气的致病特点:

（1）发病急骤、病情险恶,常出现发热、扰神、动血、生风、剧烈吐泻等危重症状。

（2）处在疠气流行地域时,无论男女老幼、体质强弱,凡接触之者多可发病。

（3）疠气发病具有一定的特异性,其临床表现基本相同,每一种疠气所致之疫病,均有各自的临床特点和传变规律,即所谓"一气致一病"。

4. 吸烟 吸烟人吸入体内的浊气是一种具有温热干燥特性的外邪,直接侵袭吸烟人的鼻、咽喉及肺,当时没有异常表现,但这种伤害持续不断,已成隐患,会与日俱增,逐渐加深加重。

这种烟浊之气,实为阳邪,其性温燥有毒,致病特征可表现为:损伤肺气,使肺卫功能降低易受外邪侵袭而发生外感疾患。使脾主运化的功能失常,易生痰饮。脾主运化即脾将饮食物生成的精微输送至相关脏腑化为精气血津液,并转输至全身以营养五脏六腑、四肢百骸,使其发挥正常的生理功能。脾主运化的功能失常,使人体脏腑组织得不到充盛的营养,而且调节水液代谢的功能受损,必会导致水液在体内停聚而产生水湿痰饮等病理产物。经常吸烟的人,一般都有吐痰多的表现,临床所见患气管炎、慢阻肺、肺心病等以咳痰为主症之一的病人,大部分都有大量吸烟的既往史。吸烟可伤津耗气,吸烟量多的人多口干咽燥、痰液黏稠咯吐不利,吸烟日久者多气短,动则加重。而且吸烟的时间越长、吸烟的量越大,以上的表现也越明显。

5. 特异之邪 是指只能导致特禀质人发病的外邪,相当于当前所谓的过敏原,特禀质的人即过敏体质者,所发生的病即过敏性疾病。特异之邪种类多,有使特禀质者有冷热突变感觉而发病者,有使特禀质者闻到刚油漆过的家具及炒菜的味道就发病者,有使特禀质者食入某种食物或药物就发病者,是否是特异之邪当前经过敏原试验就可检查出来。特异之邪致病的特点:

(1)阻滞气机:影响气的升降出入,使人胸闷气短、呼吸困难、不能平卧。气不摄津,水液骤停而生痰化饮(如支气管哮喘),津液外溢,鼻流清涕不止(如过敏性鼻炎);血行不畅瘀于皮下为过敏性紫癜。

(2)发病突然,消失迅速,呈阵发性发作。

(3)发病与季节、地域环境密切相关。特异之邪有比六淫致病季节性、地域性更强的特点。如过敏性鼻炎多在每年的8、9月份发病或加重,10月份前后即缓解;荨麻疹多在春秋发病;支气管哮喘病人虽发病季节不尽相同,但每个病人都有比较固定的发病时间,有的每到冬季发病或加重,有的每到夏季发病或加重,而且这类疾患都有地域相关性,如在此处发作急剧、到彼处症状自然消失。

(4)特异之邪发病多有发痒的兼症。如过敏性鼻炎多有鼻痒、眼耳发痒的表现;咳嗽变异性哮喘却由咽部干痒而致夜间咳嗽为主症;支气管哮喘也多有咽痒的兼症。由特异之邪所导致的皮肤病,荨麻疹、过敏性紫癜更是以瘙痒难忍为特点。

(5)特异之邪发病多为阵发性咳嗽、气喘。肺气宣发肃降以维持人的呼吸,特异之邪使特禀质者肺气宣降功能失常,宣降不利则咳嗽、气喘。

(6)夜晚人体的生理功能以抑制为主,阴气盛,特异之邪为阴邪,同气相求,所以多在夜晚发病。

6. 瘀血 是指体内血液瘀滞停积而成的病理产物,包括体内瘀积的离

经之血,及血液运行不畅、停滞于经脉和脏腑组织内的血液,既是疾病过程中的病理产物,又是致病因素。瘀血致病的特点:

（1）阻滞气机:瘀血一旦形成必然加重气机郁滞,所谓"血瘀必气滞"而导致局部青紫、肿胀、疼痛等症。

（2）影响血脉运行:瘀血的形成可影响心、肝的功能而见口唇、爪甲青紫、皮肤瘀斑、瘀点,脉涩不畅。

（3）影响新血的生成:瘀血的产生会影响气血的运行,导致脏腑失养,功能失常。

（4）病位固定、病症繁多,瘀血致病的病症特点:①疼痛:刺痛,痛处不移,拒按,夜间尤甚。②肿块:积于皮下或体内,质硬,坚固难移。③出血:量少而不畅,血色紫暗又夹有血块。④可出现肌肤甲错;脉结代或脉涩。⑤色紫暗:一是面色紫暗,口唇爪甲青紫,二是舌质紫暗或舌瘀斑瘀点。

7. 其他病因

（1）七情内伤:如过度悲忧伤肺,导致肺宣降功能失常或肺气耗伤,则胸闷、气短、乏力懒言,也可造成肺结核的发生与发展,恼怒气逆往往会导致支气管哮喘的发病或加重。

（2）饮食失宜:也可导致呼吸病的发生或加重,如人在内热炽盛之时,骤然进食凉性水果或饮料,即可导致咳嗽频作,甚至会诱发支气管哮喘;脾气不健,运化不良者,嗜食甜甘油腻之物或过敏体质者进食海鲜等致敏食物易引起咳喘发作。

（3）过度劳倦:可损伤人体正气,正气虚尤其是肺气虚也是造成感冒、咳嗽发作的先决条件,而过度劳倦使病人正气耗损,是导致病情加重的条件。

（二）病机

病机是研究疾病发生发展,并揭示其演变规律的中医致病机制的基础理论,是用中医理论分析疾病的现象,从而得出对疾病内在、本质、规律性的认识,是防治疾病的依据,所以一定要予以重视。

现代所说的呼吸病相当于中医的肺系,所以若要认清呼吸病的病机,掌握对呼吸病有卓著疗效的治疗方法就必须认清肺系病的病机。如前所述,肺主气司呼吸,主宣发肃降,实际这是肺宣发肃降功能有节律的调节作用,其健全与否直接影响着人身呼吸功能的盛衰。所以呼吸病的发生发展及演变规律与气虚、气机失调密切相关,也与津液代谢失常有关。

1. 气虚　根据中医的观点,咳嗽是肺气上逆的表现,由肺气虚,肺的宣发肃降失调所致。而且咳嗽会耗伤肺气,咳嗽日久不愈形成慢性支气管炎,一般都会表现为倦怠无力、消化不良、精神不振,但因虚象尚轻,往往不会引起医者和患者的重视,所以治疗时一般仅化痰止咳,虽能取得一定的疗效,但难取得长效。医者也不晓缓解后扶正巩固的必要性,患者往往来年天冷时依然咳嗽,甚至逐年加重,随着病程的逐渐延长,病情逐渐加重,会导致阵发性胸闷气喘,或进一步导致肾不纳气,气短,动则加重,呼多吸少,呼吸困难,形成慢阻肺;迁延于心,发生心悸,下肢水肿或神志昏迷形成肺心病;或气阴两虚,经常低热,受结核杆菌的侵袭导致肺结核病;或气血俱虚,肺间质失于濡养而形成肺间质纤维化。总之,当气血充盛,肺主气司呼吸的功能正常,一般就不会产生呼吸系统的病变;而气虚就会影响肺主气司呼吸的功能,进而导致呼吸病的发生,气虚越重呼吸病也越重。

如何改变呼吸病的进程?益气补虚能使呼吸病有不同程度的好转。慢性气管炎在化痰止咳的同时加上补肺气的药(如党参、太子参),就能让反复咳嗽得以控制,取得长效,甚至到天冷的冬季也不再易患咳嗽;支气管哮喘病人加上补肺气的党参就会起到停药后也不再发作哮喘的效果;多年屡治不愈的过敏性鼻炎加用益气强卫的黄芪也可以使鼻涕逐渐减少,喷嚏得以控制,咽、眼、耳痒得以缓解;慢阻肺、肺间质病变,气短,动则加重,老年衰弱的重证,服用补气首选的人参和补肾纳气的沉香、五味子、补骨脂,可使衰弱的老年人生活质量明显提高,精力增强,气短缓解;肺结核病人也需要补肺气益肺阴配合抗痨杀虫药才能取得良好的疗效;其他如支气管扩张、急性气管炎、上呼吸道感染,日久不愈反复发作者,都与气虚密切相关,只有补气才能杜绝和降低这类疾病复发的概率。

2. 气机失调　是由于气的升降出入失常而引起气的运动、推动和调节脏腑经络的功能活动及精、气血津液的贮藏、运行、输布和代谢失常。气机失调诸如气机不畅,严重时会形成气滞或气逆、气闭。由于气为人体各项生理功能的推动力,"气行则水行,气滞则水停""气为血之帅",气滞则血瘀,水液、血液代谢失去动力则会导致痰饮、水湿、瘀血等病理产物的形成,进而加重肺气宣降失常,发生各种呼吸病;气陷、气脱则是气虚至极而发生的气机失调重症、危候,表现为气短难以自续、脱肛、喘脱等。

3. 津液代谢失常　肺主气,可通过肺气宣发肃降的作用通调水道,若肺宣发肃降的作用失常,不能推动和调节由脾转输来的津液和部分水谷精微,而致津液内停,生痰化饮;不能将代谢后的浊液下输于肾与膀胱,排出体外,可使体内水液停聚或肢体水肿,所以多种呼吸病都有寒饮内停和痰浊阻肺的机制。而且肺朝百脉,人体血液的运行也赖于肺气的推动和调节,若肺气虚或不畅,不能助心行血,可致血运不畅,甚至血脉瘀滞,心悸胸闷,唇青舌紫。也会导致咳嗽气喘的加重。

所以说呼吸病的病机主要是气虚与气机失调,这些又与津液代谢失常、痰饮与瘀血的产生密切相关。

第二章　中医防治呼吸病的特点与优势

当前在中国有中、西两种医学体系,二者各有特长各有优势。中医学是以整体观念、辨证施治为特色的医学,多以疾病的主症为病名,如咳嗽、喘证、心悸、不寐、胃痛、呕吐、泄泻、便秘、眩晕等,不能反映疾病的特色,不能掌握疾病的本质和发展规律,所以当前中医对肺系病的治疗也参考相当于肺系范畴的呼吸病。但西医认为疾病的发生发展多与病原微生物感染有关,或因人体水电解质、神经功能等失调引起,且是以解剖学为基础的微观辨病施治。

对疾病的认识与治疗,西医重视外因,中医重视内因。西医对疾病的治疗侧重于以抗生素消炎杀菌,以维生素或激素来调节神经功能失调,或以手术治疗,有见效快但疗效不巩固的缺陷,而且有的疗法还有副作用大的弊端。中医以"天人相应"认识疾病,认为人类自身疾病与大自然相关,源于与大自然作斗争;认为"正气存内,邪不可干;邪之所凑,其气必虚",外因是通过内因起作用的。具体的特点与优势体现在以下几个方面。

一、重视脏腑组织的生理功能

中医治疗疾病善于扶正固本、补气养血,恢复和增强脏腑的生理功能。人至壮年之后生理功能逐渐减弱,就会产生一些病理产物,如气滞、痰饮、瘀血等导致人体产生种种不同的病变,其中脏腑组织的功能衰弱是根本。中医通过对脏腑组织生理功能的恢复使病情得以改善,如对每年冬季发病或病情加重的慢性支气管炎、肺气肿等病,除化痰止咳外,配合助阳益气的药可改善每年冬天发病或病情加重的状况。到冬天不再因冷而咳,肺气肿病人也会精力旺盛,动则气短有所改善,反复阵发性哮喘的病人也会通过补益宗气、宣降肺气使过敏体质得以缓解,哮喘症状得以控制,不再复发,所以中老年的慢性病患者更宜于服中药治疗。

二、重视脏腑组织间的关系

中医在治疗疾病的过程中更重视脏腑间的关系。人体是一个有机的整体，各脏腑组织都在发挥自身的生理功能，但是各脏腑功能不是孤立的，而是存在着相互依存、相互为用、相互制约、相互协调的关系。如肺系病病位在肺，但其他脏腑组织的功能失常也会导致肺系的病变。脾运化失常导致聚湿生痰，痰浊阻肺则形成肺系的"咳嗽""喘证"，咳喘日久不愈往往波及肾，导致肾不纳气，动则气短，呼多吸少，发展为肺气肿。肺气虚无力推动心血的运行，可导致心悸、脉结代、唇舌发绀等，所以肺系病不是孤立的，其发生发展与脾、肾、心等脏及胃、胆、大肠等腑，甚至鼻与咽喉等组织都息息相关，尤其与脾、肾关系密切，在辨证治疗中应整体考虑。

三、重视病人的体质

中医善于结合病人的体质治疗疾病。体质是人体在生理共性的基础上不同个体所具有的生理特殊性。体质蒙受于先天，长养于后天，脏腑经络的结构变化和功能盛衰，以及精气血津液的盈亏都是决定体质的重要因素。中医学主张"因人制宜"就是体质学说在临床应用上的体现，是个性化诊疗思路的反映，体质学说与中医学病因病机、辨证施治均密切相关。体质反映了机体自身阴阳寒热的盛衰偏颇，不同个体对外界刺激的反应性不尽相同。偏阳质者易感风、暑、热；偏阴质者易感受寒湿之邪而耐寒热。年迈之人五脏精气多虚，体质较弱易患痰饮、咳喘、眩晕、心悸、消渴。肥人多痰湿内盛，易患中风、眩晕；瘦人多阴虚之体，易患肺痨咳嗽。

四、重视疾病发生的季节与地域因素

中医在治疗过程中重视发病的季节及周围环境的影响，即季节性和地域性。如过敏性哮喘易在冬季发病和加重；过敏性鼻炎多在8、9月份发病，10月份缓解；慢阻肺、肺心病多在冬季发病或加重，每年天暖时减轻或缓解。秋末冬初寒冷属阳虚，在治疗时多用扶阳散寒之品，而且根据中医春夏养阳、秋冬养阴的说法,在夏至采取"贴脊疗法",可以扶助人体内本已亏虚但随季节热势诱导而亢越于外的虚阳,使其得以充养,到冬季不至于因阳气虚而发病。

第三章　呼吸病常见症鉴别用药

一、痰

1. 表证生痰　桔梗、前胡、牛蒡子。

桔梗：苦、辛、平。宣肺祛痰。善治外感咽痛、咳嗽，并可利咽排脓。

牛蒡子：苦、辛、寒。宣肺祛痰，疏散风热，利咽消肿。多用于外感风热、咽痛、咳嗽、咳痰、急性气管炎、痰滞咽喉咳吐不利。

前胡：辛、苦、微寒。多用于外感风热及痰热壅肺，咳嗽痰多、色黄胸满者。

2. 热痰　浙贝、瓜蒌、胆南星。

浙贝：苦、寒。功能清热化痰，散结消痈。多用于风热咳嗽及痰热郁肺咳嗽，为急性气管炎、肺炎、支气管扩张的常用药。本品尚可清热解毒，化痰散结，主治瘰疬结核。

瓜蒌：甘、微苦、寒。善清热化痰，宽胸散结，润肠通便。适用于痰热阻肺，痰稠难咳，胸膈痞满者，痰气互结于胸，胸痹拒按不得卧及胸闷热痛，咳吐脓痰。瓜蒌仁还可润燥滑肠，用于肠燥便秘。

胆南星：苦、微辛、凉。清热化痰，理气止咳。善治痰火咳嗽，并能息风定惊。

其他如竹茹、竹沥、海蛤壳、青黛、马兜铃也都有清热化痰的作用。

3. 寒痰　白芥子、干姜、薤白。

白芥子：辛、温。温肺化痰，散结消肿。可治寒痰壅肺，痰多质稀，胸闷咳喘胁痛，并治肢体麻木或关节肿痛。

干姜：辛、热。温肺散寒，消痰化饮。治寒饮咳喘，痰多清稀之证，并可温中散寒，回阳通脉。

薤白：辛、苦。温散阴寒通胸阳，治胸痹之要药。寒痰阻滞之胸痹或痰瘀阻滞之胸痹、胸闷疼痛者均有良效。

其他如半夏、陈皮、苏子、白前等也有祛寒痰的作用。

4. 湿痰　陈皮、半夏、厚朴。

陈皮:辛、苦、温。燥湿化痰,理气健脾。主治痰湿犯肺,咳嗽痰多;并可健脾和中,行气止痛,主治脘腹胀痛,恶心呕吐,不思饮食等症。

半夏:辛、温。燥湿化痰。主治痰湿壅滞之咳嗽、声重、痰白质稀;并可治痰湿上犯清阳之头痛眩晕、呕吐痰涎。痰热阻滞之心下痞,气滞痰阻的梅核气都用半夏燥湿化痰。此外,半夏为止呕要药,各种原因导致的恶心呕吐均可用半夏。

厚朴:苦、辛、温。燥湿消痰,下气止咳平喘。

其他如天南星也有燥湿化痰的作用。

5. 燥痰　紫菀、南沙参。

紫菀:苦、甘、辛、微温。润肺化痰。凡咳嗽,无论外感内伤、病程长短、寒热虚实皆可应用,起床后即咳痰,痰出咳即缓解者尤为适宜。

南沙参:甘、微寒。润肺化痰,益气生津。适于阴虚肺燥,干咳痰少不利并肺脾气虚者。

6. 气逆痰阻　苏子、白前、旋覆花。

苏子:辛、温。降气化痰,止咳平喘。用治痰壅气逆,痰多胸痞甚至不能平卧,为治慢阻肺咳喘之佳品。

白前:辛、微温。降气化痰,止咳平喘。外感内伤咳嗽,均可应用。

旋覆花:苦、辛、咸。降气化痰,平咳喘,但以善降胃气,止呃逆呕吐,治痰行水,缓解胃脘痞满为特点。

其他如半夏、莱菔子、枇杷叶等也有降气化痰的作用。

7. 脓痰　薏苡仁、冬瓜子、桔梗。

薏苡仁:甘、淡、凉。清热排脓,健脾渗湿,利水消肿。本品清肺肠之热,消痈排脓,治疗肺痈肠痈,咳吐脓痰。此外,尚可治脾虚泄泻及脾虚湿盛,小便不利,腹胀水肿者。

冬瓜子:甘、凉。清肺化痰,利湿排脓。用于肺热咳嗽,吐大量脓痰者,尤善治咳痰不利者。

桔梗:见"表证生痰"。

8. 痰滞咽喉　射干、牛蒡子、桔梗。

射干:苦、寒。清热消痰,利咽,善清肺火,降气消痰,以平喘止咳,尤善治哮喘之喉中痰鸣,并治咽喉肿痛。

牛蒡子、桔梗：见"表证生痰"。

二、咳　嗽

1. 外感咳嗽　杏仁、桔梗、紫菀。

杏仁：苦、微、温。为治外感咳嗽的要药。外感风寒、风热、风燥、肺燥均可用杏仁止咳。

桔梗：辛、苦、平。宣肺祛痰，利咽排脓，故也为治外感咳嗽的要药。

紫菀：辛、甘、微温。润肺化痰止咳。外感内伤、寒热虚实之咳嗽均宜应用。

其他如百部、白前也善治外感咳嗽。

2. 肺热咳嗽　知母、地骨皮、桑白皮。

知母：苦、甘、寒。善清肺热，润肺燥，为治热咳要药，对夜间睡前咳重者尤为适宜。

地骨皮：甘、寒。清泄肺热，除肺中伏火。多用治肺火郁结，气逆不降，咳嗽气喘，皮肤蒸热等症。

桑白皮：甘、寒。清热泻肺，止咳平喘。治肺虚有热，咳喘气短，潮热盗汗及水饮停肺，胀满喘急。本品尚可降泻肺气，通调水道而利水消肿。

其他如枇杷叶、侧柏叶、浙贝母、瓜蒌、胆南星及百合、百部、川贝等也可应用。

3. 肺寒咳嗽　款冬花、干姜、白前。

款冬花：辛、微苦温。治咳喘，无论寒热虚实皆随症配伍。外感咳嗽宜生用，内伤久咳宜炙用。

干姜：辛、热。温肺散寒，消痰化饮。治寒饮咳喘，形寒背冷，痰多清稀之症。

白前：见痰证气逆痰阻。

其他如苏子、半夏、白芥子、薤白等也有温肺祛痰止咳的作用。

4. 肺燥咳嗽　百部、川贝、百合。

百部：甘、苦、微温。润肺止咳，无论外感内伤、暴咳久咳皆可用之。本品尚有杀虫灭虱之功，治肺痨咳嗽多用。

川贝：苦、甘、微寒。清热润肺，尤宜于内热久咳、燥咳。

百合：甘、微寒。养阴润肺，止咳化痰，并有清心安神的作用。

5. 气逆咳嗽　枇杷叶、侧柏叶、旋覆花。

枇杷叶：苦、微寒。清肺降逆止咳，并可清胃降逆止呕。止咳宜炙用，止呕宜生用。

侧柏叶：苦、涩、寒。本品苦能泄降，善治吐血衄血，寒能清热并用于肺热咳喘，痰稠难咳者。

旋覆花：见痰证"气逆痰阻"。

其他如白前、苏子、马兜铃、桑白皮、地骨皮等也都有降逆止咳的作用。

6. 痰湿咳嗽　陈皮、半夏、厚朴，均见痰证湿痰。

7. 痰热咳嗽　浙贝、瓜蒌、胆南星，均见痰证热痰。

其他如马兜铃也有清热化痰止咳的作用。

8. 阴虚干咳　沙参、天冬、麦冬。

沙参：甘、微苦、微寒。养阴清肺，补肺阴，清肺热。适用于阴虚肺燥有热之干咳痰少、咯血或咽干音哑等症。

天冬：甘、苦、寒。适用于阴虚肺燥有热之干咳痰少、咯血、咽痛音哑等症，对咳嗽咳痰不利者兼能止咳祛痰。

麦冬：甘、微苦、微寒。养肺阴，清肺热。用于阴虚肺燥咽干、干咳痰少、咯血、咽痛音哑等症，也治胃阴不足气逆呕吐及心阴虚之心烦心悸、失眠多梦等症。

9. 气虚咳嗽　人参、党参、五味子。

人参：甘、微苦、平。大补元气，补脾益肺，生津，安神益智，为拯危救脱的要药。也为改善倦怠乏力，食少便溏，脾气虚衰，短气喘促，咳久声微、肺气虚衰之要药，故为老年咳喘重症必用之品。

党参：甘、平。补脾肺之气，补血生津，对肺气亏虚的咳嗽气促、语声低弱、呼吸困难者可起到补益肺气、止咳定喘的作用，功似人参，但力较缓。人参多用于咳喘危重者，一般中老年之咳喘多用党参，并可健脾用于中气不足、体虚倦怠、食少便溏等症。

五味子：酸、甘温。上敛肺气，下滋肾阴，为治肺肾两虚喘咳常用之品，尤为治肺虚久咳之要药。

其他如冬虫夏草、红景天、太子参、西洋参、绞股蓝、甘草也都有补益止咳的作用。

10. 邪犯咽喉　木蝴蝶、射干、桔梗。

木蝴蝶：苦、甘、凉。清肺热、利咽喉，又具化痰止咳之功。治邪热伤阴、咽喉肿痛、声音嘶哑、痰黄咳嗽等症,并治肝气郁滞,脘腹胀痛。

射干、桔梗,均见痰证痰滞咽喉。

11. 变异性咳嗽　麻黄、杏仁、党参。

12. 早晨咳嗽咳痰、痰出咳止多为痰湿阻肺所致,宜用紫菀。

13. 进甜食或食油腻咳嗽宜服陈皮、半夏。

14. 夜间呛咳不止,宜服党参。

三、喘　　息

1. 肺气不宣　麻黄、杏仁、桔梗。

麻黄:辛、微苦、温。发汗解表,宣肺平喘,利水消肿,为发汗解表之要药。对外感风寒兼喘逆咳嗽者尤为适宜。本品辛散苦泄,温通宣畅,可开皮毛之郁闭,以使肺气宣畅。

杏仁:苦、微温。善肃降肺气兼宣发肺气。麻黄配杏仁,一宣一降可增强肺主宣降的功能,治疗肺失宣降之喘。

桔梗:本品辛开苦泄,开宣肺气,祛痰利气,寒热咳喘皆可应用。

2. 痰浊阻肺　苏子、白前、陈皮、半夏,均见痰证。

3. 痰热郁肺　桑白皮、射干、地龙。

桑白皮:见咳嗽证之肺热咳嗽。

射干:见痰证之痰滞咽喉。

地龙:咸、寒。清肺、定惊、通络、平喘、利尿。本品善治邪热壅肺、肺失肃降哮喘之喘息不止。

4. 肝气郁滞　香附、枳壳、沉香。

香附:辛、微苦。疏肝解郁,理气调中,用治肝气犯胃,胸膈痞满,脘腹胀痛等症。

枳壳:苦、辛、酸、温。行气开胸,宽中除胀,化痰消痞及平喘。

沉香:行气降逆而止喘。

5. 饮停胸胁　桑白皮、葶苈子。

桑白皮:见咳嗽证之肺热咳嗽,多用于肺热咳喘。

葶苈子:苦、辛、大寒。泻肺中水饮及痰火而平喘,兼治臌胀及胸腹积水。

6. 宗气亏虚　人参、党参、冬虫夏草。

人参、党参、冬虫夏草,均见咳嗽证之气虚咳嗽。

7. **肾不纳气**　沉香、五味子、蛤蚧。

沉香：辛、苦、微温。既能温肾纳气又能降逆平喘,故治虚喘之要药,临床应用时宜后下。

五味子：见咳嗽证之气虚咳嗽。

蛤蚧：咸、平。补肺益肾,纳气平喘,善于补肺气、助肾阳、定喘咳,为治多种虚证咳喘之佳品,并能补肾阳益精养血。

其他如补骨脂、胡桃肉,也有补肾纳气的作用。

8. **哮喘肺失宣降**　麻黄、杏仁、地龙。

麻黄、杏仁：见喘息之肺气不宣。

地龙：见喘息之痰热郁肺。

四、胸　　闷

1. **痰气结胸**　瓜蒌皮、薤白、枳实。

瓜蒌皮：见痰证热痰之瓜蒌,其功用重在清热化痰、宽胸理气。

薤白：辛、苦。温通胸阳之闭结,散阴寒之凝滞,治寒痰阻滞、胸阳不振所致的胸痹证。若治痰瘀胸痹则可与川芎、丹参、瓜蒌皮同用。

枳实：苦、辛、酸、温。既破气除痞、消积定喘,又行气化痰、消痞止痛,治胸阳不振、痰阻胸闷疼痛。

2. **饮犯胸肺**　枳壳、瓜蒌皮。

枳壳：见喘息证之肝气郁滞。

瓜蒌皮：见痰证热痰之瓜蒌。

3. **肝气郁滞**　柴胡、香附。

柴胡：苦、辛、微寒。疏肝解郁,治疗肝失疏泄、气机郁阻所致的胸胁或少腹胀痛、情志抑郁,妇女月经不调、痛经等症。

香附：辛、微甘、微苦、平。为疏肝解郁、行气止痛之要药。

五、胸　　痛

1. **痰热壅肺**　侧柏叶、瓜蒌皮。

侧柏叶：见咳嗽证属气逆咳嗽。

瓜蒌皮：见痰证热痰之瓜蒌。

2. 肝气或肝火犯肺　川楝子、乌药。

川楝子:苦、寒。苦寒降泄,清肝火,泄郁热,行气止痛。

乌药:辛、温。性温散寒,入肺宣通、入脾宽中,故能行气散寒止痛,治胸腹闷痛。

3. 胸阳不振,阴寒凝滞　薤白。

薤白:见胸闷之痰气结胸。

4. 血瘀　川芎、郁金。

川芎:辛、温。辛散温通,既能活血化瘀又能行气止痛。故善治气滞血瘀等胸腹诸痛。

郁金:辛、苦、寒。本品能行气导滞,既能行气又能活血,故治气血瘀滞之胸痹心痛。并治湿热黄疸、胆石症等。

六、咽　干

1. 实热伤津　天花粉。

天花粉:甘、微苦、微寒。能清肺胃实热伤津之咽干口渴、痰少不利,并能清热泻火解毒、消肿排脓。

2. 肝肾阴虚　玄参。

玄参:甘、苦、微寒。治热病伤阴、肝肾阴虚、骨蒸劳热、夜间咽干显著者。

七、喑哑、失音

1. 外感风热　蝉蜕、僵蚕、荆芥。

蝉蜕:甘、寒。疏散风热,利咽止痒,治外感风热或温病初起声音嘶哑、咽喉肿痛之症。

僵蚕:咸、辛、平。散风热,止痒。治风热上攻之咽痛喑哑。

荆芥:见喷嚏证之外感风邪。

2. 肺热痰咳　木蝴蝶。

木蝴蝶:苦、甘、凉。清肺热、利咽喉,化痰止咳。治肺热咳嗽、声音嘶哑之症。

3. 肺阴虚　沙参、天冬、百合。

沙参:甘、微寒。清肺生津润燥,适用于阴虚肺燥有热之咳嗽音哑之症。

天冬:见咳嗽证之阴虚干咳;百合:见咳嗽证之肺燥咳嗽。

4. 痰热郁肺 诃子。

诃子:苦、酸、涩、平。既能敛肺下气又能清肺利咽开音,为治肺虚久咳失音之要药。

八、咽　　痒

蝉蜕、牛蒡子、薄荷。

蝉蜕:甘、寒。疏散风热,利咽止痒。并治外感风热或温病初起之声音嘶哑、咽喉肿痛等症。

牛蒡子:见痰证表证生痰。

薄荷:辛、凉。疏散风热、祛风止痒。主治外感风热之身热咽痒、头痛、眩晕及麻疹、风疹之为痒。

其他如僵蚕、荆芥等,也有止咽痒的作用。

九、咽　　痛

1. 外感风热 金银花、连翘、牛蒡子。

金银花:甘、寒。善疏散风热,治疗外感风热或温病初起之咽喉肿痛,身热口渴,并为治一切内痈外痈要药。治热毒血痢。

连翘:苦、微寒。疏散风热,治疗外感风热或温病初起之咽痛、身热并能消肿散结,治疗瘰疬痰核,为"疮家圣药"。

牛蒡子:见痰证表证生痰。

其他如板蓝根、大青叶、蝉蜕、薄荷,也有类似的作用。

2. 热盛伤阴 玄参、山豆根。

玄参:甘、苦、寒。既能清热凉血又能泻火解毒、软坚散结,主治温毒热病伤阴之咽喉肿痛,夜间咽干显著者。

山豆根:苦、寒,有毒。善清肺火,解热毒,利咽消肿,专治咽喉肿痛的要药。

十、口　干　口　渴

1. 肺胃阴虚 沙参、麦冬。

沙参、麦冬均能清肺热养肺阴,治干咳痰少,又能补胃阴生津止渴,治疗口干舌燥,饥不能食、呕吐便秘等症。

2. 肺肾阴虚　天冬。

天冬:既益胃生津,主治口干口渴,食欲不振,又滋肾阴降虚火,治肾阴虚眩晕、耳鸣、骨蒸潮热、内伤消渴等症。

3. 热邪伤津　石斛、乌梅。

石斛:甘、微寒。益胃生津、滋阴清热。治热病伤津、消渴、口舌生疮、牙龈肿痛等,并可滋肾阴降虚火,治目暗不明,骨蒸劳热。

乌梅:酸、涩、平。本品能生津液、止烦渴,治虚热消渴,并可治肺虚久咳或干咳无痰之症。

十一、不 欲 饮 食

1. 湿阻中焦　砂仁、白豆蔻。

砂仁:辛、温。化湿行气,温中止泻,为醒脾调胃要药。主治湿阻或气滞食少,食欲不振之证。白豆蔻与砂仁性味功能近似,惟砂仁偏于调中止泻,蔻仁偏于调中止呕。

2. 饮食积滞　焦三仙、莱菔子。

焦三仙包括焦山楂、焦神曲、焦麦芽。

莱菔子:辛、甘、平。消食除胀、降气化痰,治食积气滞所致的脘腹胀满或疼痛、嗳气吞酸,又能降气化痰,止咳平喘。

十二、自汗、盗汗

1. 肺卫不固　黄芪、白芍、白术。

黄芪:甘、微温。补益脾肺,益卫固表。可用于肺气虚弱,咳喘日久,气短神疲,食少便溏,卫气不固,反复感冒,稍劳即大量汗出,汗出恶风者,为益卫固表止汗的要药。此外,黄芪还有升阳举陷、托毒生肌的作用。

白芍:苦、酸、微寒。养血敛阴,柔肝止痛,平抑肝阳。对外感汗证,桂枝可温经解肌,白芍善和营敛阴,两者合用,运用于表虚卫弱,营卫不和之汗证。

白术:甘、苦、温。健脾益气止汗。本品善治脾气虚弱,卫气不固,表虚自汗者,作用稍逊,故常与黄芪合用治疗表虚自汗,并为健脾要药,可燥湿利尿,又善安胎。

麻黄根、浮小麦、糯稻根须、五倍子等也有固表止汗的作用。

2. 阴虚火旺　五味子、浮小麦。

五味子:酸、甘、温。本品五味俱全,以酸为主,善于敛肺止汗。治阴虚盗汗,五心烦热,午后潮热,口渴颧红等症。还可益气生津,补肾宁心。心悸少寐者加牡蛎、当归、炒枣仁;兼气虚者加黄芪、党参;汗出多者加牡蛎、浮小麦。

浮小麦:甘、凉。能补心气,敛心液,实腠理,固皮毛。为养心敛液,固表止汗之佳品。凡自汗盗汗均可应用。

3. 湿热郁蒸　龙胆草、黄柏。

龙胆:苦、寒。善清肝胆之火,清热燥湿。故可用于湿热郁蒸之汗证。

黄柏:苦、寒。也善清湿热郁蒸之汗出黄染之症。

十三、身 冷 恶 寒

1. 外感风寒　桂枝、紫苏、生姜。

桂枝:辛、甘、温。通阳扶卫,善宣阳气于卫分,畅营血于肌表,故善治外感风寒之恶寒症。

紫苏:辛、温。解表散寒之力较缓,并可行气宽中,可治胸脘胀满或咳喘痰多。

生姜:辛、温。解表散寒之力较缓,并可治胃寒呕吐。

2. 平素阳虚(比一般人怕冷,环境凉时或寒冷季节宜发病或病情加重)　桂枝、附子、干姜。

附子:辛、甘、大热。补火助阳,散寒止痛,凡心、脾、肾等脏阳气衰弱者均可应用。

干姜:见痰证寒痰。

桂枝:见治外感风寒药。

十四、喷 嚏

1. 外感风邪　荆芥、防风。

荆芥：辛、微温。祛风解表。风寒风热均可应用，并可祛风止痒、止血，治麻疹、风疹。

防风：辛、甘，微温。善祛风止嚏，治外感打喷嚏者，并能祛风胜湿、止痛止痒。

2. 肺气虚寒　荆芥、防风、桂枝。

鼻炎，即遇冷喷嚏频繁、鼻流清涕者，故以荆芥、防风合以桂枝即可缓解。

十五、流　　涕

1. 外感风邪　荆芥、防风，均见喷嚏证属外感风邪。

2. 肺气虚寒　黄芪、五味子。

黄芪：甘、微温。补益肺气，升阳举陷、益气固表，故宜治肺气虚寒鼻流清涕不止。本品还善健脾益气，补气生津，补气止汗，补气行血，利尿消肿。

五味子：见咳嗽证之气虚咳嗽。

3. 脾虚湿盛　薏苡仁。

薏苡仁：甘、淡、凉。健脾胜湿清热可祛湿热浊涕。

十六、鼻　　塞

1. 外感风邪　薄荷、细辛。

薄荷：辛、凉。辛散力较强，治风热感冒或温病初起鼻流浊涕、鼻塞不通者，并可疏风止痒、透疹及疏肝行气止痛。

细辛：解表散寒，祛风止痒，并通鼻窍，适用于外感风寒，并温肺化饮，为治风寒咳喘及寒饮咳喘之佳品。

2. 上焦湿热　苍耳子、辛夷。

苍耳子：辛、苦、温。善散风寒，通鼻窍，止痛。

辛夷：辛、温。散风寒，通鼻窍，治鼻渊、鼻塞、流浊涕。

可与此二味合薄荷、黄芩等清热之品。

十七、发　　热

1. 外感发热　柴胡。

柴胡:苦、辛、微寒。善于祛邪解表退热,无论风热、风寒或少阳病半表半里之热皆可应用。

2. 内伤发热　石膏、知母。

石膏:甘、辛、大寒。清热泻火,除烦止渴,为泻肺胃气分实热之要药。治温热病高热、烦渴、汗出,暑热初起或热病后期气津两亏、身热心烦,温热病气血两燔、神昏谵语、发斑者均可应用,外感发热也可应用。

知母:见咳嗽之肺热咳嗽。

十八、背　　冷

寒饮伏肺　干姜。
干姜:见咳嗽之肺寒咳嗽。

十九、背　　热

清泻肺热　地骨皮。
地骨皮:见咳嗽之肺热咳嗽。

二十、咳 则 遗 尿

黄芪。
黄芪:甘、微温。长于补气升阳,健脾补中,尤宜脾虚气陷之证。

二十一、血　　证

1. 邪热犯肺　白茅根、侧柏叶、黄芩。

白茅根:甘、寒。可治多种血热出血证。

侧柏叶:苦、涩、寒。善清血热,兼能收敛止血,为治各种出血证之要药。并清肺热,化痰止咳,适用于肺热咳喘、痰稠难咯者。

黄芩:苦、寒。本品能清热泻火以凉血止血,用治火毒炽盛、迫血妄行之吐血、衄血等,并治肺热咳嗽痰稠者。

2. 胃火炽盛　黄连、大黄、茜草。

黄连:苦、寒。既清热燥湿,又泻火解毒,配黄芩、大黄可治邪火内炽,迫血妄行之吐衄;配生地、升麻、丹皮可治胃火上攻、牙痛难忍。

大黄:苦、寒。有较强的泻下作用,能使上炎之火下泄,又具清热泻火,凉血止血之功,治血热妄行之吐血、衄血、咯血。本品并有较好的活血、化瘀、通经作用,既可下瘀血又清瘀热,为治瘀血证的常用药物。

茜草:苦、寒。功能凉血化瘀止血,既能凉血止血,又能活血行血,故可用于血热妄行或血瘀脉络之出血证,对血热夹瘀的各种出血证,尤为适宜。

3. 收敛止血 仙鹤草。

仙鹤草:苦、涩、平。功能收敛止血,用于全身各处的出血证,无论寒热虚实皆可应用。

第四章 肺系病的预防与调理

一、防寒保暖

　　肺主呼吸开窍于鼻,外合皮毛,为防治外邪侵袭之屏障,外邪侵袭人体多从肌表口鼻而入,或病者四时受邪均会伤及于肺,导致呼吸病的发生,或使原有呼吸疾病者病情加重。肺喜温恶寒,故受寒邪侵袭容易导致恶寒、发热、无汗、鼻塞、鼻流清涕的发生。受寒则肺宣降不利咳喘加重,所以防寒保暖是预防外感呼吸病的重要措施。寒邪多见于冬季,呼吸病病人在冬季更要保持自身的温暖,添衣加被,保持室内适宜的温度,外出时避免冷风的侵袭。其他季节如气温骤降,汗出当风,暑热露宿,空调过凉,涉水淋雨等,也是感受寒邪的重要原因,要对这些致病因素加以防范。支气管哮喘病人发病多与气候多变、气温骤降有关。8月份是过敏性鼻炎病人发病的高峰,也与气温骤降密切相关,这都是使呼吸病病人病情加重的因素,也是呼吸病病人应注意防寒保暖、加以防范的内容。

二、合理饮食调理

　　1. 饮食禁忌　肥肉、油炸等油腻食物及过甜食物容易生痰,所以平素痰多,日久不食者应少吃这类食物,以减少痰浊的生成。

　　辛辣食物,其性燥烈,火热伤阴会使病人口渴欲饮、咽干鼻燥、干咳加重或使痰液黏稠咳吐不爽,故各种呼吸病人阴虚内热或气阴两虚者或呼吸病合并急性感染者均当忌食。

　　生冷食物会耗损中阳影响脾胃的运化,湿浊内生而化痰饮,并且平素过食生冷食物会使人食欲减弱甚至不思饮食、消化不良、腹胀泄泻。

　　咸能伤肾,肾虚会导致小便不利,肢体水肿,尤其下肢水肿。

29

支气管哮喘的病人应对凡能导致本人过敏的食物绝对禁食。

2. 宜进饮食　呼吸病多有阴虚肺燥者,表现为口干咽燥,阵发性呛咳,痰少不利,平素应多食蜂蜜、藕、梨水、百合等,多食水果、蔬菜及饮水以补充津液。

年老、体弱及重症病人,如慢性支气管炎、阻塞性肺气肿、肺心病、肺结核病人除药物治疗外应加强食养,可多食甲鱼、鸡、鸭、牛奶、羊奶、蜂蜜等营养物及猪、羊之肺,以脏养脏,以助正气的恢复。

宜选择食用具有健脾、补肾、祛痰、止咳的食物,如大枣、莲子、核桃仁、白木耳、橘子、枇杷、百合及猪肺、牛肺、羊肺等既能强身扶正,又利于症状缓解的食物。

3. 增强食欲,提高脾胃运化功能　咳喘日久的呼吸病病人多有不思饮食、消化不良、倦怠无力、脾胃虚弱的现象。脾肺关系密切,二者相互为用,又相互影响,通过健脾和胃,增强食欲和脾主运化的功能,消化正常会使肺的功能得以恢复,咳喘得以缓解。

三、戒　　烟

在第一章“七、呼吸病的病因与病机”中已提到所吸入的烟浊,温燥有毒,直接侵犯吸烟人的肺,对肺造成缓慢而持久的损害,而且吸烟的量越大、吸烟时间越长,对肺的损害也越重,据笔者对 248 例慢阻肺及肺心病病人的调查,有 82% 的人在年轻时有长期每天 1~2 包的吸烟史,可见吸烟对呼吸病病人的危害,为了防止呼吸病病情的发展,必须尽早采取主动戒烟的措施。

四、进行预防性的治疗

有些呼吸病是周期性发作,在一定的季节或比较固定的时间发病,如慢性支气管炎、慢阻肺、支气管哮喘、过敏性鼻炎等都有这种问题。这种病在发病时痛苦难忍,并难以缓解,可在发作前进行预防性的治疗,常易取得良好的效果。如对过敏性鼻炎患者,在 6、7 月份就服药治疗,到 8 月份就可能再不发生过敏性鼻炎了,即使发病症状也较往年明显减轻。又如每年夏至“冬病夏治”的贴脊疗法,治疗慢性支气管炎、肺气肿、支气管哮喘也属这种预防性的治疗。

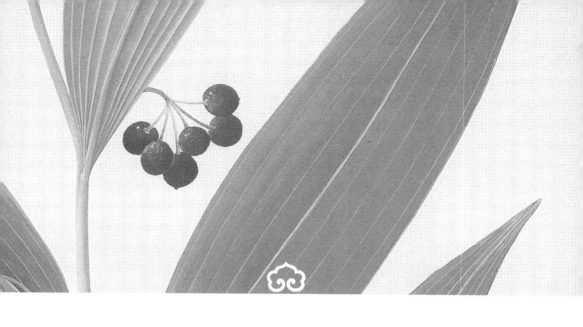

下篇

各　　论

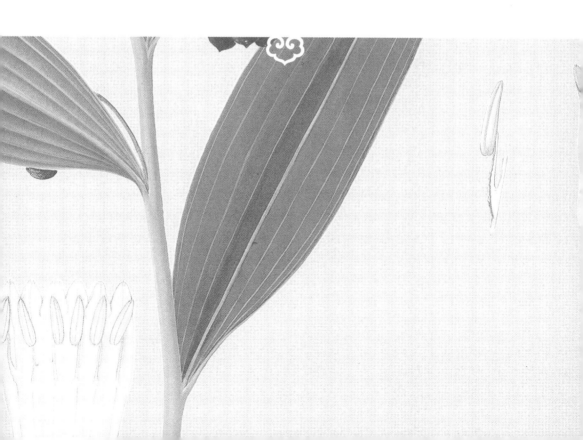

第五章　上呼吸道感染

上呼吸道感染是鼻腔咽喉急性炎症的概称,其病原体多为病毒、少为细菌所致,发病率高、发病急、变化快、有较强的传染性,病程一般在10天左右。本病是由外邪侵犯卫表而致的外感疾病,相当于中医的感冒、咳嗽。

一、诊　断　要　点

1. 全年均可发病,但以冬春寒冷季节较多,多为散发,气温突变时可发生流行。

2. 起病急,全身症状轻,以局部症状及体征为主要表现,不同临床类型表现不同。

3. 血常规检查:病毒感染时,白细胞计数正常或减少,淋巴细胞比例高;细菌感染时,白细胞计数与中性粒细胞增多。

二、病　证　鉴　别

1. 流行性感冒(简称流感),是由流感病毒所引起的一种具有高度传染性的急性呼吸道传染病,起病急,全身症状重,高热,全身酸痛,眼结膜炎症明显。

2. 急性传染病的前驱症状,如麻疹、脊髓灰质炎、脑炎等初期常有的上呼吸道症状,对流行季节或流行区域应密切观察,必要时进行实验室检查以资区别。

3. 过敏性鼻炎,起病急,喷嚏频繁,流清水样鼻涕,发作与气温突变有关,或因异味诱发,经几分钟或几小时缓解,反复发作,病程比上呼吸道感染长。

三、病 理 机 制

外邪侵袭人体是否发病,与人体肺卫功能强弱和感邪的轻重有关。人体体质虚弱,卫表不固,稍有不慎,即感邪为患导致本病的发作,尤其阴虚内热之体,更易感受风热、燥热之邪而发为本病。

四、辨 证 要 点

本病病邪在肺卫,当属表实证,但应根据病情区别风寒、风热等证型,还需注意体虚上感者的特殊性。

五、辨 证 施 治

上呼吸道感染是外邪侵袭肺表而致的外感疾病,相当于中医的感冒。不同类型有不同的临床表现,总以鼻塞、打喷嚏、流涕、咽喉痒为主,一般属于实证。治疗当疏风解表,方用疏风解表汤加减。

[疏风解表汤]

组成:荆芥、防风、桔梗、薄荷、甘草、蝉蜕。

治则:疏风解表,利咽通窍。

主治:外感风邪导致鼻塞流涕,恶寒发热,头疼身痛或咽喉肿痛。咽痒咳嗽,痰黄口苦,舌苔薄白或黄腻,脉浮或浮数。

方解:荆芥、防风疏风解表;桔梗、薄荷清热散风、清头目、通鼻窍;蝉蜕利咽止痒;甘草调和诸药。

加减:感受风寒,恶寒,头身痛加桂枝、白芍;咽喉肿痛,咳嗽咳痰加金银花、牛蒡子;声音嘶哑或失音加木蝴蝶;高热加生石膏、知母;体虚反复感冒加黄芪、白术。

本方为治疗上呼吸道感染的基础方。

感染后咳嗽、急性咽炎也是上呼吸道感染后的常见病症,以咽痒咳嗽为主,痰或多或少,但咳吐不利,口干欲饮,喜清利咽喉或饮水以减轻咳嗽。舌淡红,脉浮数。治以疏风止痒、化痰止咳,方用疏风止咳汤。

［疏风止咳汤］

组成:连翘、荆芥、蝉蜕、天花粉、冬瓜子、百部、知母、杏仁、麦冬、浙贝、甘草。

治则:疏风止痒,化痰止咳。

主治:邪犯咽喉,症见咽干痒而咳,痰或多或少,但咳吐不利,口干欲饮,舌淡红,脉浮数。

方解:此为邪犯咽喉所导致的咽痒咳嗽,方中以连翘、荆芥、蝉蜕清热疏风止痒;天花粉、冬瓜子生津利痰;百部、知母、杏仁、浙贝清热化痰止咳;麦冬养阴止渴;甘草止咳并调和诸药。

本方是治疗咽炎的基础方,善于治疗感冒后外感症状均已缓解,唯咽痒咳嗽日久不愈,输液消炎或服各种止咳化痰的中药无效者,服此方多能立见显效。

六、预防与调理

1. 平素应有预防感冒的意识,冬季尤当注意防寒保暖,盛夏炎热时不可贪凉露宿,或在身热汗出时开电扇、空调,图一时之爽。

2. 常易感冒者可坚持每天按摩迎香穴。

3. 感冒流行或疫毒突发时,尽量少去人口密集的公共场所。室内进行食醋熏蒸。

4. 已患感冒应早期治疗,若成重症或发热者应适当休息,并时时注意病情的变化,以防继发其他病症。

5. 治疗上呼吸道感染应当注意煎药服药方法。煎剂煮沸后10分钟即可,煎煮时间不宜过长,否则会降低疗效;应趁热温服,服后避风覆被取微汗出,出汗后尤当避风以防复感。

6. 感冒病人在发病期间宜食清淡、易消化、水分多的食物,应忌食甜腻、辛辣、烧烤、煎炸食物,反复感冒者宜常食牛奶、水果、柿子。

七、临证备要

1. 本病多属实证,以发病急、病程短为特点,治以疏散表邪为主,对有并发症或夹杂证者应予适当照顾。

2. 一些呼吸病的初期都有类似感冒的症状,即使是普通感冒日久不愈也会变为其他症状,故感冒时当认真治疗,争取早日痊愈。

八、病案举例

病案一:董某,女,51 岁。初诊日期:2014 年 2 月 18 日。

夜晚受冷导致恶寒、身酸楚不畅,喷嚏频作,鼻流浊涕,色白黏稠,鼻塞,胸闷,声音嘶哑,舌淡苔薄白,脉浮。诊为伤风,外感风寒所致,以疏风解表汤加减。

荆芥 12g	防风 12g	桔梗 12g	枳壳 15g
蝉蜕 12g	薄荷 6g	甘草 12g	陈皮 12g

2 剂,水煎服,日一剂,早晚分服。

【尹按】患者病程 1 天,外受风冷,病邪在肺卫,无其他病史,当属表实证,鼻流浊涕有化热趋势,故而方中共用疏散风寒、宣利肺气兼清热散风,清头目通鼻窍之药,即可见效。

病案二:刘某某,女,58 岁。初诊日期:2014 年 8 月 20 日。

平素多反复感冒,近日又曾感冒,但当前外感症状已缓解,惟咽痒咳嗽。夜晚睡觉前咳嗽尤甚,同时兼胸闷,痰少色白不利,舌红苔薄白,脉缓。诊为感染后咳嗽。治以疏风止咳汤加减。

连翘 30g	蝉蜕 12g	荆芥 12g	防风 12g
天花粉 30g	冬瓜子 30g	百部 18g	知母 15g

3 剂,水煎服,日一剂,早晚分服。

二诊:服 3 剂后咳嗽明显好转,停药观察。

【尹按】患者平素多反复感冒,有肺卫气虚之本,此次外感症状解除,但咳嗽明显,属于西医感染后咳嗽。予疏风止咳汤为主,效果显著。后期可合玉屏风散固护肺卫之气,减少复感。

病案三:游某,男,24 岁。初诊日期:2003 年 6 月 18 日。

20 天前曾因感冒导致身热、咽痛、咳嗽等,经自服治感冒的中成药(具体不详),其他外感症状均已消失,唯咽部干痒咳嗽,日久不愈,经多方治疗不见好转。来此治疗时,除咽干痒外,尚有痰滞于咽喉之感,且黏痰难于咳出。呼吸时吸入外界清凉之气,刺激燥热的喉部就会导致咽痒而咳。属于感染后咳嗽,治以清热利咽,润肺止咳。方用疏风止咳汤加减。

连翘 30g	蝉蜕 12g	荆芥 12g	天花粉 30g
冬瓜子 30g	桔梗 12g	百部 18g	川贝母 10g
知母 15g	天冬 15g	玄参 24g	

上方 3 剂而愈。

【**尹按**】外感后咳嗽是临床常见病和多发病,治疗时需要注意解除在表之余邪,防止邪气胶结入里,咽喉失润则易咽干而痒,酌加养阴之品可以明显缓解咳嗽。

第六章 肺 炎

肺炎是终末气道、肺泡和肺实质的炎症,属于中医风温肺热病的范畴。风温之邪首犯肺卫、逆传心包导致以发热、胸痛、咳嗽、气急、痰黄为特点的疾患。

一、诊 断 要 点

1. **细菌性肺炎** 发热急剧,有寒战、高热、咳嗽、胸痛,根据感染不同,痰浊可呈脓性、血性、铁锈性。化验白细胞计数及中性粒细胞计数均增高,X线胸片可见肺部炎性阴影或絮状阴影,痰涂片、痰培养可确定病原体。老幼肺炎病人多缺乏典型肺炎症状,临床仅有低热、恶寒、恶心、呕吐等胃肠症状或不明原因的休克,应及时检查胸片等以尽早确诊施治。

2. **病毒性肺炎** 临床表现开始多有上呼吸道感染症状,累及肺部多为阵发性干咳,胸痛,气喘,持续高热,体征多不明显。幼儿、老人易发重症肺炎甚至休克、心力衰竭、呼吸衰竭。常有流行病史,白细胞计数一般正常;痰涂片白细胞以单核细胞为主,痰培养无菌生长;X线胸片为肺网状阴影,肺纹理增粗、模糊。

3. **支原体肺炎** 常有上呼吸道感染症状,轻度发热、乏力和不适等,逐渐出现头痛、畏寒,多为中度发热,咳嗽为阵发性干咳或咳少量黏痰或黏液脓性痰,痰中偶有血丝,咳嗽剧烈时可引起胸部不舒或胸部隐痛,咳嗽常影响睡眠,需用镇咳药来控制。

二、病 证 鉴 别

1. **肺结核** 症状、体征都类似肺炎,但肺结核病人一般健康差、乏力、病程长,一般抗生素无效,痰内可找到结核杆菌,抗结核药有效,X线胸片造影有助于鉴别。

2. 急性肺脓肿　早期表现与肺炎相似,但随着病情的进展,以大量脓臭痰为肺脓肿的特征可资鉴别,X线胸片显示脓腔和液平也较易鉴别。

3. 肺癌　少数周围性肺癌酷似肺炎,但一般不发热或仅有低热,周围血白细胞计数不高,痰中找到癌细胞可确诊。如经抗生素治疗而痰证不见消退,尤其年龄大的病人有必要做 CT 以明确诊断。

4. 肺栓塞　有呼吸困难、气短、胸痛、咯血等症,多有静脉血栓的危险因素。X线片显示肺纹理减少,肺门动脉扩张及心影扩大等,肺动脉造影是其诊断金标准。

三、病 理 机 制

中医认为肺炎的发生多为肺卫气虚、痰热壅肺。当人体正气亏虚,卫外功能减退,起居不当、贪凉受冷或气候突变、冷热失常,或过度疲劳时,易受外邪入侵。风温、风热之邪侵及于肺,或外感风寒入里化热,热壅于肺以致发为本病。《温热经纬》云:"温邪上受,首先犯肺,逆传心包。"概括了本病的特点和传变规律。本病初起多有发热、恶寒、咳嗽、气喘、痰稠色黄、胸胁胀痛等肺卫热证,进一步发展可出现精神错乱、神昏谵语。

四、辨 证 要 点

本病初期需与风热感冒及风热犯肺型急性气管炎鉴别。风热感冒,不发热或发热不高,多以咽痛为主症,咳嗽多不重;急性气管炎虽咳嗽频繁、痰黄,但发热也不高。本病发热高,咳嗽重,痰多色黄或兼气促胸痛、头痛、咽干、口干,苔黄,脉数。本病以热盛咳重或气促胸痛为特点。

五、辨 证 施 治

根据本病的临床表现特征来看,本病多是痰热壅肺的疾患,故在治疗中以"清肺泻火汤"(验方)为基础方,根据临证时具体情况进行辨证加减治疗。

[清肺泻火汤]

组成:生石膏、知母、黄芩、鱼腥草、浙贝、瓜蒌、桔梗、杏仁、郁金、侧柏叶、甘草、金银花。

治则：清肺泻火、化痰止咳。

主治：风温肺热而致发热，胸痛，咳嗽气急，痰黄，咽干，口干，苔黄，脉数。

方解：风温肺热，热盛则伤津致口干，咽痛，苔黄，脉数。方中以黄芩、鱼腥草清泻肺热；生石膏、知母泻火，退急剧的高热；金银花止咽痛；浙贝、瓜蒌清化热痰；郁金、侧柏叶活血凉血止胸痛；桔梗、杏仁宣肺止咳；甘草止咳并调和诸药。

本方为治疗肺炎的基础方。

加减：本病初期发热，周身不适，兼头痛，咳嗽不喘，胸中隐痛，痰白或黄，无血丝，上方加柴胡、前胡、连翘、荆芥、天冬；若身热午后为甚，口渴多饮，咳嗽痰黄，腹泻便秘，可于方中加枳实、厚朴、大黄；若高热缓解，胸痛消失，一般会出现口干舌燥，渴欲饮水，不思饮食，倦怠无力等。若有气阴两虚的表现，应及时予益气养阴药恢复体质，以上方加太子参、沙参、百部等。

如果热势不明显，痰多、胸闷兼纳呆，属于痰湿蕴肺证。治法：健脾燥湿，理气止咳。方用"燥湿化痰汤"加减。

组成：陈皮、半夏、茯苓、苏子、紫菀、白前、白术、枳实、炙甘草、党参、厚朴。方解见 55 页。

六、预 防 调 理

1. 为了预防这种病的发作，尤其对体虚又易上火的病人，平时即采取补益胃气、清肺抑火的方法，提高抵御外邪的能力，避免受热而导致本病的发作。

2. 平素多饮水，多吃新鲜水果蔬菜，忌食辛辣烧烤类食物，发病期间更应如此，以利于生津养液，避免内热的发生而导致本病发作。

3. 本病的特点来势猛，发展快，故在初期外邪犯肺阶段即应尽早疏散热邪以防热邪入里，若出现高热即应使用大剂清热泻火解毒之药，尽快截断病势的蔓延和发展。

4. 热退后除用养阴益气清热和胃之品巩固疗效外，也应多喝水，多吃水果，忌食生热上火食物。

七、临 证 备 要

1. 肺炎是肺卫气虚、外邪犯肺，以高热、咳嗽、气喘、胸痛、痰黄黏稠为主症，以起病急、变化快为特点的疾患，多属实热证范畴。体虚或用过抗生素者也可表现为痰湿蕴肺证。

2. 对本病的治疗意在从速，初期尽早散外邪，以防邪热入里，化腐成痈。一旦高热出现应予以大剂清热解毒、清肺泻火的药物，以使发热尽早得到控制。

3. 高热缓解后一般都会出现口干舌燥、渴欲饮水、不思饮食、倦怠无力等气阴两虚的表现，应及时以益气养阴药恢复体质。

八、病 案 举 例

病案一：王某，男，42岁。初诊日期：2005年2月23日。

发热已四五天，刻诊：体温38.7℃，咽痛，头晕，头痛，胸隐痛，咳嗽，痰多不利，纳呆，体倦无力。舌红苔白腻，脉数。X线胸片显示：双肺有炎性改变。诊为肺炎。按中医辨证，属外感风热已入里伤肺，导致痰热壅肺。治当清肺化痰，泻火止咳。方以清肺泻火汤加减：

芦根 30g	冬瓜子 30g	桃仁 10g	鱼腥草 30g
生石膏 30g	知母 18g	金银花 30g	连翘 30g
牛蒡子 15g	浙贝母 15g	百部 18g	菊花 12g
川芎 15g			

3剂，水煎服，日一剂，早晚分服。

二诊：上方服3剂，体温已正常，无咽痛、头痛、头晕等症，但仍纳呆，且厌食油腻食物，便秘溲黄。肝功能检查显示转氨酶偏高，血液流变学检查显示有高脂血症倾向。改服健脾益气，化痰和胃之剂。

党参 24g	白术 15g	陈皮 12g	半夏 12g
茯苓 18g	紫苏叶 15g	焦山楂 12g	焦麦芽 12g
焦神曲 12g	焦谷芽 12g	焦槟榔 12g	瓜蒌 24g
黄芩 12g	栀子 15g	竹叶 12g	

3剂，水煎服，日一剂，早晚分服。

患者服药后食欲增强,精神好转。胸片显示肺部炎症已完全吸收。

【尹按】此例痰热壅肺的肺炎,伴有明显的脾胃虚症状,如纳呆、倦怠无力,因而用药时注意顾护脾胃,初诊未用黄芩等苦寒败胃之药;有头晕、头痛,用菊花、川芎清利头目;咽痛加牛蒡子清热利咽。二诊时,热已退,无咽痛、头痛头晕,仍纳呆,且厌食油腻食物,为脾胃亏虚,便秘溲黄为内热,故在健脾益气基础上,和胃清热,标本兼治。

病案二:李某,男,38 岁。初诊日期:1998 年 3 月 4 日。

身热 38.8℃,咳嗽气急,胸闷疼痛,咳吐浊痰、色黄量多,咳痰不利,口干咽燥。舌苔黄腻,脉滑数。结合 X 线胸片诊为肺炎,属痰热壅肺。当清热解毒,化痰止咳。以清肺泻火汤加减。

芦根 30g	金银花 24g	鱼腥草 30g	桑白皮 12g
瓜蒌 18g	郁金 12g	葶苈子 10g	黄芩 15g
生石膏 30g	薏苡仁 30g	冬瓜子 30g	桔梗 12g
桃仁 12g			

3 剂,水煎服,日一剂,早晚分服。

二诊:服后,身热已消退,痰量减少,痰色已转白,胸闷疼痛已好转。

上方去葶苈子、金银花。水煎服,日一剂,早晚分服。

三诊:又服 3 剂后,症状基本缓解,惟咳嗽、痰少不利、口干咽燥。以上方加减。

桑白皮 12g	天花粉 24g	冬瓜子 24g	百部 18g
麦冬 24g	太子参 20g	五味子 12g	

3 剂,水煎服,日一剂,早晚分服。

【尹按】此例初诊时浊痰、色黄量多,青年人病势急,故予清肺泻火汤合用《千金》苇茎汤,以清热化痰消痈,防止痰热郁蒸成痈。二诊时热势已去大半,痰量减少,减去苦辛大寒泄肺之葶苈子,以免饯伤正气;无成痈之虑,亦可去金银花,并可减少药费负担。三诊时热象不著,但咳、痰少不利、口干咽燥,为热伤津液之象,故投清肺养阴益气之品,以收全功。

病案三:姜某,女,65 岁。初诊日期:2015 年 7 月 16 日。

咳嗽 20 余日,胸闷偶尔作痛,晨起咳痰多、下肢沉重,胃凉,食冷后则腹胀。已有胸片提示肺炎。用过"环丙沙星"无明显效果。诊断:风温肺热病,痰湿蕴肺。治法:健脾燥湿,理气止咳。方用:燥湿化痰汤加减。

陈皮 12g	半夏 15g	白术 15g	云苓 18g

党参 30g	紫菀 15g	款冬花 12g	木香 12g
枳实 15g	川朴 12g	焦三仙各 12g	甘草 12g

3剂,水煎服,日一剂,早晚分服。

二诊:7月20日。

药后咳轻痰少,腹胀大减,精神好转,下肢亦觉轻快。咽痒时易咳,腰酸困痛,下肢凉而乏力。予利咽、健脾燥湿兼补肾壮骨,药物如下:

连翘 30g	蝉衣 12g	陈皮 12g	半夏 15g
白术 15g	云苓 18g	党参 30g	紫菀 15g
木香 12g	枳实 15g	川朴 12g	川断 30g
杜仲 18g	肉桂 5g	怀牛膝 30g	

4剂,水煎服,日一剂,早晚分服。

三诊:7月30日。

复查胸片肺炎已吸收,目前咳嗽基本消失,晨起有痰,量少,尚利,无明显腰酸困痛,下肢略凉但已有力。

【尹按】此例肺炎,系用过抗生素治疗,患者胸闷咳嗽无明显改善,但痰湿蕴阻,气机不畅,予健脾理气、燥湿祛痰为法。痰湿祛除则周身轻快,但脾肾亏虚,故二诊除继续燥湿祛痰外,兼利咽喉,并健脾补肾壮骨,进行全面调治。这也正是王有奎老师"抓病机遣方用药"的特色,不受西医疾病诊断的牵绊,使患者获得长效,且疗效斐然。

第七章　支气管哮喘

支气管哮喘(以下简称哮喘),现在认为是一种异质性疾病,通常以慢性气道炎症为特征,为持续存在的气道高反应性和气道炎症性疾病。但不同的基础疾病过程,其气道高反应性与直接或间接的刺激物有关,如变应原、冷空气、物理刺激、化学刺激、病毒性上呼吸道感染、运动等,可引起气道痉挛狭窄,表现为反复发作的喘息,呼吸困难,胸闷咳嗽等症状,常在夜间或清晨发作和加重。并出现广泛多变的可逆性气流受限。多数患者可自行缓解或经治疗后缓解,相当于中医的“哮病”,是一种发作性的痰鸣气喘的疾病,发病时喉中有痰鸣音,呼吸气促困难,甚至喘息不能平卧。缓解时一如常人,病程久者动则气短。

一、诊断要点

1. 反复发作喘息,呼吸困难,胸闷咳嗽,多与接触变应原、冷空气、病毒性上呼吸道感染或运动、劳累、饮食情志等有关。

2. 发作时喉中哮鸣有声,听诊可闻及以呼气相为主的哮鸣音。

3. 肺功能检查支气管激发试验阳性者。

二、病证鉴别

1. 慢性喘息性支气管炎　有长期咳嗽、咳痰史,常于冬季或感冒后发生或加重,无明显的变应原;而支气管哮喘不发作时没有咳嗽咳痰症状,多在气候突变时发作,夏秋交季或秋末冬初或春三月气候多变时发生,有明显的变应原,过敏原试验可为阳性。

2. 慢性阻塞性肺气肿　病人多为中老年人,开始时只在用力劳动、上楼梯时发生气促,严重时平地行走、甚至静息时也感气促,与哮喘突然出现和缓解的呼吸困难不同。但肺气肿病人发生急性感染时也会出现呼吸困难突然加重。哮喘日久也会合并肺气肿。

3. 心源性哮喘　心脏病左心衰竭因肺淤血、肺水肿引起支气管痉挛,阵发性夜间呼吸困难为左心衰竭的一种表现,病人常在熟睡中憋醒,有窒息感,被迫坐起,咳嗽频繁,严重呼吸困难,轻者数分钟即可缓解,重者时出冷汗,发绀,肺部有哮鸣音。可结合发病史、胸部 X 线片、心电图、心脏彩超等检查鉴别。

4. 气管与支气管肿瘤　主要症状有咳嗽、咳痰、痰中带血,继发感染时有发热、咳黏痰,常有气急、呼吸困难,肿瘤部位附近可听到哮鸣音;支气管哮喘一般无咯血,哮鸣音不局限于一处,无消瘦恶液质。胸部 X 线片检查有肿物影,支气管哮喘无实质性病灶,可资区别。

三、病　理　机　制

支气管哮喘的发生本质是由肺脾气虚,宗气不足,使肺气宣发肃降的功能不利,津液输布受阻而生痰化饮,或脾失健运,聚湿生痰,痰饮内伏于肺,再遇到特异之邪的侵袭导致呼吸受阻,哮喘发作。虽然哮喘病位在肺,但与脾、胃、肾、大肠功能的不利密切相关。

四、辨　证　要　点

1. 当辨寒热,哮喘一般多寒证,但也有阴虚内热者,甚至夏季发作,相当于热哮的范畴尚需明辨。

2. 当辨虚实,哮喘发作时以邪实为主兼肺脾气虚;哮喘日久,多有平素气短(虚喘),动则加重,神疲体倦,腰酸腿软等合并肾不纳气,如哮喘合并肺气肿。

3. 另有风痰阻肺的哮喘,以夜间咽痒呛咳为主症,用一般止咳的方法均不见好转,可以持续或反复发作超过 1~2 个月,常在夜间或清晨发作,运动后可加重,痰少,咳吐不利,即所谓的咳嗽变异性哮喘。

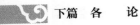

五、辨 证 论 治

根据辨病辨证相结合的原则,对本病的治疗以"哮灵汤"为基础方,临床根据病人的兼夹症状予以相应的加减治疗。

[哮灵汤]

组成:炙麻黄、杏仁、地龙、白前、天花粉、冬瓜子、射干、党参。

治则:宣降肺气,益气平喘。

主治:阵发性胸憋喘促、呼吸困难,多在夜间或清晨发作,喉中痰鸣。多受特异之邪侵袭或于过劳郁怒时发作,舌苔薄白,脉数。

方解:肺气虚,宣发肃降的功能不利,遇到特异之邪的侵袭就会导致胸憋喘促,喉中痰鸣发为哮喘,方中以炙麻黄、杏仁一宣一降相互配合,使肺气宣畅,更加地龙缓解气道痉挛,疏畅气道,以天花粉、冬瓜子利痰;射干利咽消痰,除喉中痰鸣;白前祛痰降气,止咳平喘。以党参补肺益气,补益宗气,扶正固本。

若因烦躁恼怒而发本病可于上方加沉香、白芍、枳壳;因过劳而发本病者可于上方加沉香、五味子;哮喘发作时并兼遇冷喷嚏频作、鼻流清涕不止为本病合并过敏性鼻炎,若慢阻肺动则气短兼有阵发性胸憋气喘时为哮喘并发慢阻肺,均可标本兼治。

本方为治疗支气管哮喘的基础方,各类型的支气管哮喘根据不同的情况,在此基础上加以相应的药物,一般都能使哮喘得以缓解,并且都可达到停药后再不复发的效果。

加减:对患者遇风冷咳喘加重者,可加黄芪、桂枝、防风增强肺卫功能,助阳疏表。另外,本病日久不愈,肺脾气虚会波及于肾导致肾不纳气,呼多吸少,动则气短,若病证尚轻,偏重于哮证可以哮灵汤加五味子、黄芪止咳;若病重偏于肺气肿,稍动即气短,甚至不动也气短者,宜在主治肺气肿的复健汤的基础上加炙麻黄、杏仁宣降肺气以平喘。

过敏性鼻炎,日久不愈多并发支气管哮喘,以用善治过敏性鼻炎的通窍止涕汤与哮灵汤合用,可取得二病同时好转甚至达到治愈的效果。二方合用的组成即为黄芪、党参、荆芥、防风、桔梗、辛夷、苍耳子、地龙、天花粉、冬瓜子、射干、苏子、桂枝、炙麻黄、杏仁。

咳嗽变异性哮喘以利咽止咳汤加减。

[利咽止咳汤]

组成:连翘、蝉蜕、荆芥、天花粉、冬瓜子、百部、知母、炙麻黄、杏仁、党参。

治则:疏风止痒,益气脱敏止咳。

主治:肺气虚宣降不利,又为特异之邪所扰而致咽干而痒,痰少不利,夜间呛咳不止,用各种止咳的治疗方法均不见好转者。舌苔薄白,脉数。

方解:此乃哮喘发作的另一种形式,不是以阵发性胸憋气喘为特点,而是以阵发性呛咳为主症,称为特异性哮喘,虽然表现为咳嗽,但用各种止咳的方法均不见好转。应用本方祛风止痒,益气脱敏反而能取得卓著的疗效,咳嗽很快得以控制。方中以连翘、蝉蜕、荆芥疏风解表止痒;炙麻黄、杏仁宣肺降气以平喘;天花粉、冬瓜子生津利痰;百部、知母止咳;党参益气止咳,补益宗气,有助于改变患者的过敏性体质状态。胸闷者加桔梗、枳壳;口干欲饮者加麦冬。

六、临 证 备 要

1. "宗气虚,肺气宣降功能不利"导致过敏体质的形成是促使本病发作的根本因素,再遇到特异之邪或烦躁恼怒、过劳等因素就会导致本病的发作。对本病的治疗采取补气化痰,宣肺平喘,按脏腑辨证施治的方法就能取得很快地缓解哮喘发作的效果。

2. 本病病位在肺,但多与脾胃功能密切相关,因此在治疗本病过程中,必须照顾脾胃的功能,脾胃功能恢复有助于本病早日痊愈。

3. 肺开窍于鼻,过敏性鼻炎多为本病的前驱症状,成为本病的合并病,可采取同时治疗的方法达到先后都能缓解的效果。

七、病 案 举 例

病案一:梁某,女,16 岁。初诊日期:1988 年 7 月 24 日。

支气管哮喘已 9 年。病人自幼体弱,易患感冒而诱发哮喘,四季皆作。近日喘甚,喉中哮鸣,兼胸腹胀满,咳嗽痰多清稀而凉,舌淡苔白,脉弦。胸部听诊有哮鸣音。诊为肺脾气虚。治以哮灵汤合六君子汤加减。停服以前所用的肺宝、氨茶碱。

苏子 15g	杏仁 12g	党参 24g	茯苓 18g
白术 9g	陈皮 12g	半夏 12g	炙麻黄 10g

| 熟地黄 18g | 山药 24g | 莱菔子 15g | 白芥子 12g |
| 防风 9g | 地龙 15g | | |

3 剂,水煎服,日一剂,早晚分服。

二诊:服药 3 剂后,哮喘已止,精神较前好转,现仅痰多,偶尔咳嗽。上方加紫菀 12g。

三诊:又服 3 剂后,喘未复发,咳嗽已基本痊愈,一直未服西药。继服 3 剂,以巩固疗效,后一直未见复发。

【按】病人素日脾肺虚寒,后因脾虚运化失常,化生寒痰,寒痰阻肺,失于宣降,而生哮喘。以温补脾肺与宣降肺气,化痰止哮,标本兼治,而迅速使哮喘得以控制,且疗效巩固。

【尹按】名医岳美中说:"我认为,中医治病,必须辨证论治与专方专药相结合,对于有确实疗效的专方专药必须引起高度的重视……要摸索出治某病的专方,必须在众多方药中去粗取精,不断筛选,才能得到,唯其如此,才更觉其可贵"(《中医杂志》1981 年第 3 期)。这种辨证论治应与专方专药相结合的观点与王有奎老师不谋而合。"哮灵汤"是王有奎老师几十年临床经验总结的针对性治疗哮喘的专方,他发现哮病的根本病机与以往人们认为的朱丹溪观点大不相同,并提出"宗气虚,肺气宣降功能不利"导致过敏体质的形成是促使本病发作的根本因素,治疗时尤其注意补益肺脾正气。本例患者自幼发病,体弱,潜在有气血亏虚,表现为肺气虚易感冒,脾虚易腹胀。故而药物以哮灵汤为主,加山药补益肺脾,兼用熟地益精填髓、滋阴补血,配合其他祛痰平喘之品,协助恢复肺之宣发肃降功能。

病案二:黄某,男,50 岁。初诊日期:2014 年 11 月 6 日。

发作性气喘多年,每到冬季及闻到异味则气紧、口干、鼻干,纳食可,活动后气紧,尿频,大便正常。诊断:哮病(宗气亏虚,气阴虚)。治法:补益宗气,养阴平喘。方用哮灵汤加减。

炙麻黄 9g	杏仁 15g	地龙 15g	党参 30g
射干 15g	花粉 30g	冬瓜子 30g	黄芪 24g
桂枝 15g	防风 12g	麦冬 30g	桑螵蛸 12g
泽泻 15g	荆芥 12g	生地 15g	五味子 15g

7 剂,水煎服,日一剂,早晚分服。

二诊:11 月 13 日。

近日未喘。仍活动后气紧,感冒后咽痒咳嗽,痰白不利,口干,足凉,膝关节痛,夜尿多。

荆芥 12g	防风 12g	薄荷 6g	白芍 24g
甘草 15g	肉桂 7g	覆盆子 15g	桑螵蛸 15g
黄芪 24g	桂枝 12g	五味子 12g	连翘 30g
蝉衣 12g	僵蚕 12g	炙麻黄 9g	杏仁 15g
党参 30g			

7 剂,水煎服,日一剂,早晚分服。

三诊:11 月 20 日。

未喘。晨起遇凉则打喷嚏,流涕,有痰而咳,痰白,口干夜甚,膝关节痛,足跟痛,尿频。

黄芪 24g	桂枝 12g	防风 12g	桔梗 12g
元参 24g	天冬 15g	生地 15g	白芍 24g
甘草 15g	桑皮 15g	地骨皮 30g	炙麻黄 9g
杏仁 15g	党参 30g	桑螵蛸 15g	覆盆子 15g
五味子 15g			

7 剂,水煎服,日一剂,早晚分服。

四诊:12 月 4 日。

服上药诸证均减轻,现遇凉风后气紧,偶咳,痰少,色白而不利,鼻塞涕少,口干,膝关节痛。

黄芪 30g	桂枝 15g	防风 12g	肉桂 7g
炙麻黄 9g	杏仁 15g	怀牛膝 24g	威灵仙 15g
泽泻 15g	猪苓 15g	五味子 15g	麦冬 30g
天冬 15g	白芍 21g	当归 15g	

7 剂,水煎服,日一剂,早晚分服。

【尹按】患者年过五旬,《内经》云"年四十而阴气自半"。其有肺肾气阴亏虚表现,如口干,鼻干,活动后气紧,尿频。故以"哮灵汤"为主,加养阴补气、敛肺滋肾之品。7 剂后气喘未发作,但活动后气紧仍有,且又复感,与肺气虚有关,足凉、膝关节痛、夜尿多等肾虚症状突显,治疗则标本兼顾,既疏风固卫,又健脾补肾。三诊时仍有遇凉则打喷嚏、流涕,以温肺助阳固表、益气宣肺平喘为主;口干夜甚,膝关节痛,足跟痛,尿频则继续养阴清虚热,滋肾缩尿。第四诊时服药 3 周,诸证均减,仍须温肺助阳固表、益气宣肺平喘为主,兼以补肾养阴。《素问·四气调神大论》提到"是故圣人不治已病治

49

未病,不治已乱治未乱,此之谓也。夫病已成而后药之,乱已成而后治之,譬犹渴而穿井,斗而铸锥,不亦晚乎!"哮喘之肺肾俱损者治疗难度显著增加,疗程延长,因此提醒患者早期发现疾病、早合理治疗。医者对待疾病不应单纯地割韭菜似的只知处理疾病表象,反戕伤正气,使疾病越发深重。良医能够如良相一样的运筹帷幄,使患者在治疗过程中获得长久益处,延年益寿。

病案三:胡某,女,88岁。初诊日期:2014年9月11日。

咳嗽二月余,咽痒则咳,夜咳重,痰少不利,色白,咽干,口干,闻异味则咳,大便干,脉沉。诊断:咳嗽变异性哮喘,方用利咽止咳汤加减。

连翘 30g	荆芥 12g	蝉衣 12g	花粉 30g
冬瓜子 30g	百部 18g	知母 15g	党参 30g
炙麻黄 9g	杏仁 15g	元参 24g	瓜蒌 30g

7剂,水煎服,日一剂,早晚分服。

二诊:9月18日。

药后白天咳嗽已明显减轻,大便已不干,仍有咽痒,夜咳,口苦,纳呆,眩晕。

上方去元参、瓜蒌,加黄芩 15g、白芍 21g、白术 15g、枳实 15g。

【尹按】咳嗽变异性哮喘与普通咳嗽不同,治疗时需固护脾肺正气,防止单纯见咳止咳。采用本方祛风止痒,益气脱敏能取得卓著的疗效,使咳嗽很快得以控制,又能从根本上防止咳嗽的复发。

病案四:梁某,女,76岁。初诊日期:2014年9月29日。

咳嗽一月余,现:咽痒咳嗽,痰白不利,口干,夜咳,闻异味则咳重,纳可,气喘时心跳,身畏寒,气喘不能走路。诊断:咳嗽变异性哮喘。治法:疏风利咽止咳。方用利咽止咳汤加减。

连翘 30g	荆芥 12g	蝉衣 12g	花粉 30g
冬瓜子 30g	百部 18g	知母 15g	党参 30g
炙麻黄 9g	杏仁 15g	云苓 24g	麦冬 30g
黄芪 30g	桂枝 12g	防风 12g	

10剂,水煎服,日一剂,早晚分服。

二诊:10月13日。

咳嗽已控,不喘,患者对药后速效非常喜欢,现觉烧心,咽干喜饮,腿抽筋。

上方加元参 24g、川黄连 6g。

【尹按】此例患者兼有身畏寒,遇异味刺激加重,与肺气虚寒有关,合用助阳固表汤[1]治疗,益气固表、温经助阳以恢复机体的正常状态,疗效斐然。

病案五:畅某,女,25 岁。初诊日期:2014 年 10 月 23 号。

咳嗽一月余,当前遇异味咳,饭后咳,咽干痒,痰白不利,夜咳,易腹胀,泄泻,纳可,小便可,大便呈糊状,3~4 次/日。"慢性咽炎"7 年。诊断:咳嗽(风咳)。治法:疏风利咽,健脾止咳。

连翘 30g	荆芥 12g	蝉衣 12g	天花粉 30g
冬瓜子 30g	百部 18g	知母 15g	党参 30g
炙麻黄 9g	杏仁 15g	枇杷叶 15g	白术 15g
云苓 21g	桔梗 12g		

4 剂,水煎服,日一剂,早晚分服。

【按】本案乃患者过敏性体质,并脾虚所致的咳嗽,总由肺脾气虚所致,故治以疏风止痒,健脾止咳,方用利咽止咳汤加减。患者容易腹胀,如上方加厚朴、枳实会取得更好的效果。

病案六:李某,男,55 岁。初诊日期:2014 年 9 月 15 日。

咳嗽、气喘 4 年,2013 年在别院诊断为"哮喘"。当前咳嗽气喘,每夜 2~3 点症状明显,咳白痰不利,口干,咽干,鼻塞,流白涕量多,自觉背热则咳而痰鸣,咽痒,闻异味咳,口苦,气逆感,食不消化,腰疼,左腿、右手麻木感,足心热,大便干,小便黄,舌红苔薄白。诊断:哮病(热哮)。

炙麻黄 9g	杏仁 15g	生石膏 30g	甘草 12g
白术 15g	枳实 15g	桑皮 15g	地骨皮 30g
陈皮 15g	元参 24g	党参 30g	花粉 30g
冬瓜子 30g	瓜蒌 30g	焦槟榔 15g	

7 剂,水煎服,日一剂,早晚分服。

1　**助阳固表汤**

组成:黄芪、桂枝、防风。

治则:益气固表,温经助阳。

主治:表虚阳弱,易受寒邪侵袭而发病。每处风冷环境则病情发作或喷嚏频作,鼻流清涕,或咳喘发作或加重,舌淡,苔薄白,脉浮无力。

支气管哮喘、急慢性支气管炎、阻塞性肺气肿、肺心病、过敏性鼻炎等都有这种情况,在治疗原发病的基础上合用本方可明显提高原方的疗效,改善阳虚体质患者恶风冷的状况。

方解:黄芪甘温,内可大补肺脾之气,外可益卫固表;桂枝辛温善宣阳气于卫分,并解外感之风寒;防风善祛风解表,而发散作用温和,与黄芪配伍应用,祛邪而不伤正,固表而不留邪,以此三味配伍对表虚阳弱易受寒邪而发病,或处于风冷环境而发病者每可起到益气固表、温经助阳以恢复正常状态的作用。

【**尹按**】此患者兼夹口干,咽干,自觉背热则咳而痰鸣,口苦,足心热,大便干,小便黄,均为内热之象,故为热哮。治疗时以健脾益气,兼清肺热平喘为主。取麻杏石甘汤清肺胃之火而平喘,党参、白术健脾益气,标本兼治。

第八章　急性气管 - 支气管炎

急性气管 - 支气管炎是支气管黏膜的急性炎症,以咳嗽、咳痰为主症。本病多属中医咳嗽的范畴,由肺气上逆所致。

一、诊 断 要 点

主要症状为刺激性咳嗽,胸骨后有烧灼样不适感或钝痛,全身症状轻微,一般起病急,开始表现有上呼吸道感染症状,痰少不易咳出,在受凉、吸入冷空气时加重,咳嗽时可为阵发性,也可终日咳嗽,常有气急胸闷胸痛感。全身症状轻微,肺部听诊有干性啰音,咳痰后可减少或消失,病毒感染时白细胞计数多正常,细菌感染时白细胞计数增高,中性粒细胞比例增加,胸部X线检查多无异常。部分病例可见肺纹理增多或增粗。

二、病 证 鉴 别

1. **咽喉炎**　除咳嗽、咳痰外,有咽痒或咽痛的症状,咽红肿,或咽中如有物阻感。

2. **百日咳**　多见于 9 岁以下儿童,近年来成人百日咳有增加的趋势。百日咳传染性强,病人是主要传染源,全年可发病,冬春季较多。早期类似急性气管炎症状,但一般有低热,为阵发性痉挛性咳嗽,咳完后有鸡鸣样吸气声,夜间咳嗽剧烈甚至呕吐,做细菌培养可明确诊断。

3. **支原体肺炎**　多为呛咳,有少量黏痰或脓性痰,早期乏力,起病缓慢伴有咽痛发热,阵发刺激性咳嗽,多发于儿童、青少年,亦可见于成年人,可散发或小流行,多通过呼吸道而感染他人,可经过验血等明确诊断。

4. **麻疹**　儿童易发生,成人也偶有发生,早期易与急性气管炎混淆,但口腔黏膜有麻疹黏膜斑(白色小点、周围红润)。

5. 咳嗽变异性哮喘 咽痒而咳,痰少不利,以夜间呛咳为主症,用一般止咳疗法无效。

三、病 理 机 制

急性气管-支气管炎的发病分外感与内伤两类。外感咳嗽是在肺卫功能不足或失调的前提下,又受外邪的侵袭,导致肺失宣降,聚液成痰,肺气上逆而咳,这类咳嗽多以风为先导,夹寒、热、燥邪犯肺;内伤咳嗽是肺脏自身或其他脏腑功能失调,导致内邪上犯于肺,或过食肥甘厚腻之品,脾失健运,痰浊内生,上干于肺而咳。总之,本病多与六淫、饮食、情志有关,均以肺气上逆而咳为主症。

四、辨 证 要 点

本病以咳嗽咳痰为主症,以邪实为特点,属实证。

五、辨 证 施 治

对本病的辨证当以咳嗽发生的时间、声音、性质,导致咳嗽加重的因素及痰的色、质、量、味为重要依据。

1. 外感咳嗽 风邪犯肺,外感症状基本缓解,惟咽痒、咳嗽不止,或微有恶风发热,舌苔薄白,脉浮缓。治以疏风止咳。方用解表止咳汤。

［解表止咳汤］

组成:荆芥、桔梗、杏仁、紫菀、白前、百部、牛蒡子、陈皮、甘草。

治则:疏散余邪,化痰止咳。

主治:风邪犯肺,表证已基本缓解,惟咳痰咳嗽不止,舌苔薄白,脉浮缓。

方解:外感咳嗽经服解表之剂,头痛身痛或咽喉肿痛等外邪均以缓解,惟咳痰咳嗽不止或微有恶风发热,治疗重在宣肺化痰止咳。方中以杏仁降气化痰、止咳平喘为治外感咳嗽的主药;紫菀、百部、白前化痰,并助杏仁降气止咳平喘;桔梗、牛蒡子宣肺利咽;陈皮化痰和胃;荆芥清除外感余邪;甘草化痰并调和诸药。

加减:外感风寒,恶寒发热加紫苏、生姜;咳痰不爽加天花粉、冬瓜子;咽痛加银花、连翘;咽痒、咳嗽加连翘、蝉蜕;痰黄黏稠加前胡、浙贝母、瓜蒌。

2. 痰湿蕴肺 咳嗽反复发作,咳声重浊。痰白或带灰色,量多而黏稠,每于早晨刚起床或食后痰多咳重,过食甘甜油腻食物也加重,因痰而咳,痰出咳轻,便溏,倦怠无力。舌苔白腻,脉缓。治当燥湿化痰,理气止咳。方用燥湿化痰汤加减。

[燥湿化痰汤]

组成:陈皮、半夏、茯苓、厚朴、紫菀、白前、白术、枳实、炙甘草、苏子、党参。

治则:燥湿化痰,健脾和胃。

主治:痰湿阻肺,症见痰多色白,咳吐爽利,胸胀满闷,胃脘痞满,咳嗽,肢节困倦。舌淡,苔白腻,脉滑。

方解:此方善治痰湿阻肺导致痰多色白,咳痰爽利者。方中以陈皮、半夏、厚朴燥湿化痰,宽胸利膈;苏子、紫菀、白前化痰止咳;党参、白术、茯苓、枳实、炙甘草健脾和胃以补后天之本,杜绝生痰之源。本方可治急慢性支气管炎、阻塞性肺气肿等属痰湿阻肺型者。加减:食少纳呆加砂仁、白蔻仁;痰多而凉加白芥子;咳嗽频频,可加款冬花。

3. 痰热郁肺 咳嗽,胸闷气粗,痰黄质稠量多,咳吐不爽或有身热,口干欲饮,舌苔黄腻,脉滑数。治当清肺化痰,理气止咳,方用黄芩清肺汤加减。

[黄芩清肺汤]

组成:黄芩、鱼腥草、桔梗、枳壳、浙贝母、前胡、知母、瓜蒌、茯苓、冬瓜子。

治则:清肺化痰,理气止咳。

主治:痰热壅肺,症见痰黄黏稠,量多,咳吐不爽,咳嗽,胸闷气粗,兼口干苦或身热。舌苔黄腻,脉滑数。

方解:本方为治各种呼吸病,以痰黄量多,质黏稠为主症者每获显效。方中以黄芩、鱼腥草清肺热;浙贝、前胡、瓜蒌清热化痰;冬瓜子利痰;知母解肺热伤阴之口干、咳嗽,为治热咳的主药;桔梗、枳壳理气宽胸;茯苓健脾利湿化痰,并杜绝生痰之源。

加减:发热加生石膏;体弱气促加太子参或西洋参;胸痛加郁金;涕中带血加茜草、白茅根;咯血加三七。

4. 肝火犯肺 上气喘咳阵作,咳时面赤,咽干口苦。常觉痰滞于咽喉,咳痰难出,痰少质黏,胸胁胀痛,症状随情绪波动而有增减,舌红少津,苔黄,脉弦数。治当清肺泻肝,降气止咳,方用清肺泻肝汤加减。

[清肺泻肝汤]

组成:黄芩、栀子、花粉、冬瓜子、白芍、杏仁、枇杷叶、牛蒡子、射干、桔梗、甘草。

治则:清肺泻肝,降气止咳。

主治:肝火犯肺,上气喘咳阵作,咳时面赤,咽干口苦,常觉痰滞于咽喉,痰少质黏,痰难咳出,胸胁胀痛,症状随情绪波动而有增减,舌红少津苔黄,脉弦数。

方解:方中以栀子、白芍清肝泻火;黄芩清肺热,天花粉、冬瓜子利痰,桔梗、牛蒡子、射干清肺利咽祛痰;杏仁、枇杷叶降气止咳,甘草止咳,并调和诸药。

加减:时而呃逆加枳实、旋覆花、柿蒂。

六、临证备要

1. 急性气管 - 支气管炎以咳嗽、咳痰为主症,属中医"咳嗽"的范畴。在中医学中"咳嗽"是独立的病症,也是肺系病的一个症状,现代医学中慢性支气管炎、咳嗽变异性哮喘、咽炎、间质性肺炎有时也以咳嗽、咳痰为主症,但不属于本病的范畴,应予鉴别,区别治疗。

2. 本病病位在肺,但与咽喉、脾胃、肝胆等密切相关,在治疗中,应加以相关的药物才能取得良好的治疗效果。

3. 本病的发生发展与患者的体质密切相关,痰湿蕴肺者多为偏阴体质,痰热郁肺、肝火犯肺者多属偏阳体质。

七、病案举例

病案一:成某,女,53 岁。初诊日期:2015 年 7 月 9 日。

咳嗽 50 天,气紧 10 天。患者 50 天前受凉后出现咳嗽、痰多,用消炎药治疗无明显改善,10 天前又出现活动后气紧,现咳嗽痰多,色白尚利,痰液随吐随生,胸满闷沉重,呃逆声高气粗,呃后胸部稍舒,背冷,大便不成形。诊断:咳嗽,脾虚湿盛,寒饮伏肺证;急性支气管炎。治法:燥湿化痰,健脾散寒止咳。方用燥湿化痰汤加减。

桔梗 12g	枳壳 15g	白术 15g	干姜 9g

| 云苓 18g | 半夏 12g | 陈皮 15g | 紫菀 18g |
| 党参 30g | 芡实 15g | | |

7 剂,水煎服,日一剂,早晚分服。

二诊:7 月 16 日。

药后咳嗽、背冷明显减轻,痰量减少,大便成形。仍胸闷呃逆,劳累后气紧,兼腰困。近日尿急尿痛。

桔梗 12g	枳壳 15g	白术 18g	云苓 18g
半夏 12g	陈皮 15g	党参 30g	泽泻 15g
猪苓 15g	萹蓄 15g	乌药 15g	

7 剂,水煎服,日一剂,早晚分服。

三诊:7 月 23 日。

药后尿频尿痛缓解,咳嗽轻,咳痰少,呃逆未作,腰困,大便成形。

【尹按】患者咳嗽痰多,伴随胸闷呃逆,大便不成形,与痰湿蕴肺有关,故予燥湿化痰、理气止咳、健脾以杜生痰之源。二诊时咳嗽咳痰均轻,但腰困、尿急尿痛,酌加理气、利尿通淋之品,诸症悉除。

病案二:朱某,女,41 岁。初诊日期:2012 年 3 月 4 日。

咳嗽已一月之久,痰黄黏稠量多,咳吐不爽,胸闷气粗,兼口干苦,舌苔黄腻,脉滑数。此乃痰热壅肺。治当清肺化痰,理气止咳。方用黄芩清肺汤加减。

黄芩 15g	浙贝母 15g	瓜蒌 18g	天花粉 24g
冬瓜子 30g	前胡 12g	陈皮 15g	云苓 21g
知母 15g	甘草 12g		

3 剂,水煎服,日一剂,早晚分服。

二诊:上药服三剂后,痰量明显减少,咳痰已爽利,咳嗽也明显好转,仍口干咳嗽。

上方加百部 18g、炙枇杷叶 15g,继服 5 剂。

【尹按】患者咳黄黏痰,胸闷气粗,口干苦,苔黄腻,脉滑数,一派痰热之象,故予清肺化痰、理气止咳之品,可以切中病机而获效。

病案三:刘某,男,72 岁。初诊日期:2011 年 11 月 7 日。

咳嗽已三月之久,现仍每日咳嗽,痰白量多,咳痰爽利,胸胀满闷,胃脘痞满,肢节困倦,食欲不振,舌淡苔腻,脉滑。

此乃痰湿阻肺,治当燥湿化痰、健脾和胃,方用燥湿化痰汤加减。

陈皮 15g	半夏 12g	云苓 21g	苏子 21g
紫菀 15g	款冬花 12g	白前 15g	白术 12g
枳实 12g	厚朴 12g	党参 30g	炙甘草 12g

6剂,水煎服,日一剂,早晚分服。

二诊:上方服6剂后,痰量明显减少,咳嗽见轻,且食欲增强,胸部胀闷明显好转,但仍遇冷症状加重。

上方加五味子 15g、黄芪 21g、桂枝 12g、防风 12g。

6剂,水煎服,日一剂,早晚分服。

三诊:又服6剂,上症有进一步好转,而且再没有遇冷咳嗽、咳痰加重的表现。以上方原方继服,巩固疗效。

【尹按】本例亦是痰湿蕴肺之开始,在燥湿化痰时,注意健脾祛痰的应用,杜绝生痰之源。咳嗽3月余耗伤肺气,阳虚不固肌表则遇风冷加重,合用助阳固表汤,改善阳虚体质,提高疗效。

第九章 慢性支气管炎

慢性支气管炎是指气管、支气管黏膜及周围组织的非特异性炎症,多与病毒、细菌感染、过敏及吸烟、大气污染等慢性刺激因素有关。为一种严重影响劳动力与健康的常见病,患病率随年龄的增长而增高。本病属于中医学"咳嗽""喘证""痰饮"的范畴,为内伤咳嗽。

一、诊 断 要 点

1. 临床上以咳嗽、咳痰为主症,或伴有喘息,每年发病达 3 个月,并连续 2 年或以上。

2. 排除其他肺或气管、胸膜等疾病,即可作出诊断。如每年发病不足 3 个月而有明确的客观检查依据,亦可诊断。

二、病 证 鉴 别

1. **肺结核** 主要症状为发热、盗汗、乏力、消瘦、咳嗽、咳痰、咯血,痰液可找到结核杆菌及胸中 X 线检查可以鉴别。

2. **支气管扩张** 慢性咳嗽,有咳脓性痰、反复发作的特点,若反复咯血,可从少量血痰到大咯血,X 线胸部造影可明显诊断。

3. **支气管哮喘** 以发作性气喘为特征,年轻人多见,常有家庭或个人过敏史。喘息性气管炎和支气管哮喘同样可有气喘和哮鸣音,但慢性支气管炎多见于中老年,咳嗽咳痰明显,咳嗽常发生于气喘之前。

4. **肺癌** 肺系恶性肿瘤,有咳痰多、痰中带血、胸痛等症状,多为 40 岁以上吸烟者。近期咳嗽性质有改变,常痰中带血,或反复因一部位的阻塞性肺炎,经抗菌药治疗未能完全消退者,需进一步做相关检查。

三 、病 理 机 制

本病的发生多为外邪侵袭,咳嗽日久不愈,致使脾肺虚寒,生痰化饮,内伏于肺;也有因感受风寒之邪,引动痰饮而致咳喘急性发作者。环境温暖,咳喘即可得以缓解,但肺脾虚寒未解,痰饮内伏未除,故日久不愈,导致每年冬季发病,咳嗽不止,若干年后则发展为不分季节长期咳嗽不止,甚至出现气短、动则加重,提示病情加重。

四 、辨 证 要 点

本病为本虚标实,虚实相兼之证,本虚有肺、脾、气虚、阴虚之别,标实有痰盛与饮盛之异,当辨而治之。

五 、辨 证 施 治

1. 阴虚肺燥　咳嗽、咽干、口干欲饮,痰少不利,遇冷加重,每年冬季发病,来年天暖时缓解,或兼呼吸无力,逐渐加重,以致咳嗽与季节无关,全年咳嗽不止,舌红少苔,脉细无力。治以益气养阴,润肺止咳。方用润肺汤加减。

[润肺汤]

组成:百部、款冬花、五味子、知母、麦冬、天花粉、冬瓜子、桑白皮、党参。

治则:养阴润肺,利痰止咳。

主治:咳嗽日久,阴虚肺燥,咽干口渴,渴欲饮水,痰白,咳吐不利,声低体倦,舌淡红,苔薄白,脉细无力。

方解:咳为肺病,咳嗽日久必耗气伤阴,如明代名医张景岳曰"内伤之咳,阴病也,阴病伤于内,故宜甘平养阴,阴气复而嗽自愈也。"方中以善于养阴润肺的百部、款冬花为主药;以生津止渴的天花粉配合善于排痰的冬瓜子,使黏痰可爽利地排出气管;养阴生津的麦冬,收敛肺气的五味子,更加补肺气的党参以治肺之气阴两虚,不但对慢性支气管炎疗效高、见效快,而且可延缓其向阻塞性肺气肿发展,甚至可取得痊愈的效果。

本方是经多年临床实践总结出的具有养阴润肺、利痰止咳作用的验方,经数十年临证证实经本方治疗阴虚肺燥的咳嗽疗效高、见效快,而且疗效持久。本方有三个特点:一是方剂的组成药味少。各药在方中作用不同,但都有止咳的功效。款冬花、百部润肺止咳作用强为方中主药,桑白皮降逆肃肺止咳,麦冬、知母生津滋阴止咳。二是阴虚肺燥证多痰少不利,痰液黏稠,难以排出气道而影响止咳的效果,本方以天花粉生津配以善于利痰的冬瓜子,可使黏痰爽利地排出气道,咳嗽即可明显得到缓解。而且天花粉、冬瓜子自身也有止咳的作用。三是这种阴虚肺燥的咳嗽日久耗气伤阴,所以证型多见气阴两虚,尤其是气虚。所以尽管这种咳嗽在冬季发病时,中医化痰止咳,西医消炎当时也能达到痰消咳止的效果,但到下年的冬季依然咳嗽不停,甚至逐年加重,其原因是以往治咳仅缓解了当时的症状——咳痰、咳嗽,却对导致生痰而咳喘发作的气阴虚没有重视。润肺汤不但用了大量养阴润燥之品,而且加了党参,增强了益气止咳及扶正固本的作用,使本方能取得长效。

加减:虚寒畏风冷者,可加黄芪益气固表;桂枝助肺卫之阳,使患者肺卫阳足不易受寒邪的侵袭,冬季不再发生咳嗽。

2. 肺脾气虚　咳嗽痰多质稠,咳痰爽利,痰出咳止,食少气怯,胃脘痞满,便溏,倦怠无力,舌苔薄白,脉缓。治当补益脾肺,化痰止咳,方用健脾化痰汤加减。

［健脾化痰汤］

组成:党参、茯苓、白术、陈皮、半夏、五味子、干姜、紫菀、款冬花、甘草、桂枝、黄芪。

治则:健脾益气,化痰止咳。

主治:肺脾气虚,咳嗽痰多,色白质稠,咳痰爽利,痰出咳平,胸闷,食少乏力,食后胃脘痞满。舌淡,苔薄白,脉缓。

方解:脾虚痰盛,痰阻于肺则胸闷咳嗽,将痰咳出则气道通畅,胸闷咳嗽即得以缓解。但脾虚运化无力则痰浊不断滋生,时常食少乏力、胃脘痞满、便溏,故方中以党参、黄芪健脾益气为主药;紫菀、款冬花化痰止咳,以干姜、五味子配合,辛开酸收,增强了肺主呼吸的功能,加强止咳的作用;并用白术、茯苓、陈皮、半夏、甘草健脾益肺和胃,为止咳治本之策;干姜、桂枝温阳化饮使痰不再生,且能调和脾胃,增强食欲,加强运化功能;甘草和中,调和诸药。本方也是治疗慢性支气管炎的主方,但以治疗脾肺气虚或痰湿阻肺型者为宜,不但可使咳止病除,而且可使病人消化功能增强,体壮少病。

加减:胸闷加桔梗,气喘加炙麻黄、杏仁。

六、临 证 备 要

1. 慢性支气管炎是以咳嗽、咳痰为主症,以发病缓、病程长、冬季发病、来年天暖时自然缓解为特点的疾患。其病机为虚中夹实,有阴虚肺燥、肺脾气虚、阴虚内热及寒饮伏肺、痰停胸胁的不同。

2. 本病气虚阴虚不明显,多为患者和医者所忽视,对气虚阴虚而不顾可导致本病缠绵日久而发展为肺气肿。

3. 患本病者,病机相同,症状相似,只是因为病人本身的体质不同,有偏阴虚、偏阳虚之别,表现的症状同中有异,治疗方法就不尽相同。西医学都以消炎为主,中医采取同病异治的方法,取得了良好的疗效,显示了中医个体化治疗的优势。

4. 本病是以阳虚、阴虚为特点的疾患,多在冬季发病和治疗。中医根据"春夏养阳,秋冬养阴"的天人相应学说,在盛夏三伏天采取"贴脊疗法",往往会取得一定的疗效。

七、病 案 举 例

病案一:洪某,女,71 岁。初诊日期:1989 年 8 月 14 日。

患慢性支气管炎已 8 年之久。每年秋末冬初天冷时就开始咳嗽,至来年天暖时缓解。近一年来一直咳嗽、咳痰不止。当前咽痒而咳,夜间咳重,痰少黏稠,咳吐不利,咽干口渴,腰酸背冷。舌淡苔白,脉缓。检查:胸部 X 线提示肺纹理紊乱。诊为阴虚肺燥,日久损及于肾所致。当养阴润肺、利痰止咳,以润肺汤加减治之。

桑白皮 15g	苏子 12g	花粉 30g	冬瓜子 30g
百部 18g	款冬花 12g	知母 18g	党参 21g
麦冬 30g	五味子 12g	熟地黄 18g	麦冬 30g
山药 18g	干姜 9g		

6 剂,水煎服,日一剂,早晚分服。

服上药后咳嗽已止,背已不冷,腰酸也明显好转。改服咳速平胶囊以巩固疗效。

【尹按】此例为阴虚肺燥之咳嗽,有发展为肺胀的趋势,用润肺汤治疗后,明显控制了咳嗽的发作和病情发展,改善了患者生活质量。

病案二:李某,女,35岁。初诊日期:1991年12月9日。

患慢性气管炎已六七年,每年冬季咳嗽加重。当前咳嗽,痰少不利,咽干口干,渴欲饮水,舌淡苔薄白,脉紧,诊为阴虚肺燥。治以养阴润燥,利痰止咳。方以润肺汤加减。

桑白皮 15g	苏子 15g	天花粉 30g	冬瓜子 30g
百部 18g	款冬花 12g	麦冬 24g	五味子 15g
瓜蒌 24g	党参 18g		

7剂,水煎服,日一剂,早晚分服。

二诊:上方服用3剂后咳嗽明显好转,咽干口干有明显改变。进7剂后仍有咳嗽咽痒,痰少不利。

上方加防风10g、连翘18g、桔梗12g、蝉蜕12g。

三诊:又服3剂,咳嗽已基本控制,咳痰已利,但仍有少量稠痰,偶咳。继服上药以巩固疗效。

【尹按】此例也是阴虚肺燥咳嗽,服润肺汤咳嗽明显好转,因咽痒咳嗽,二诊时方中加利咽疏风之品,以收全功。

病案三:王某,女,85岁。初诊日期:2003年9月17日。

近10年来一直有反复咳嗽,痰多不利,倚息不能平卧,影响睡眠,次日精神不振,并兼喉中痰鸣,恶食生冷,经常腹部胀满,纳呆,倦怠无力,终日苦恼,痛不欲生。也曾多方治疗,诊为慢性支气管炎,但疗效欠佳。舌淡苔薄白,脉迟缓。诊为脾虚湿盛,痰浊阻肺。以健脾化痰,宣肺止咳之药治之。

党参 30g	苏子 15g	干姜 9g	厚朴 12g
枳实 15g	炒白术 15g	天花粉 30g	冬瓜子 30g
射干 15g	紫菀 15g	桔梗 12g	杏仁 15g
款冬花 12g			

2剂,水煎服,日一剂,早晚分服。

二诊:服2剂后已无咳嗽,痰少而利,喉中已无痰鸣声,尤其胸闷腹胀好转已能平卧,夜间已能安睡,病人喜出望外,兴奋不已。因腹部尚轻度胀满,食欲尚未完全恢复。改以六君子汤加减,进一步健脾化痰,缓解腹胀,增强食欲。

【尹按】该患者病程已10年之久,但王老师抓住其根本病机在于脾虚湿盛、痰浊阻肺,以经验方"健脾化痰汤"加减,2剂即获显著改善,令人心振奋,使患者对于治疗慢性咳喘类疾病有了信心。通过健脾益气、化痰止咳,使人体恢复应有的功能,顽疾自可得愈。

病案四:李某,男,47 岁。初诊日期:1996 年 2 月 25 日。

咳嗽已 5 年之久,近来明显加重。当前每日早晨咳嗽频繁,痰多色白,咳痰爽利,同时兼有口淡,不欲饮食,倦怠无力,食后胃腹胀满,便溏,病人深感痛苦。舌淡,苔白腻,脉缓。此乃脾虚生痰,痰阻气道所致。治宜补益脾肺、化痰止咳,方以健脾化痰汤加减。

黄芪 30g	党参 24g	茯苓 21g	白术 15g
枳壳 12g	苏子 21g	紫菀 15g	款冬花 12g
陈皮 15g	半夏 15g	甘草 2g	

7 剂,水煎服,日一剂,早晚分服。

二诊:服药后,胃腹已不胀满,便溏亦改善,痰量减少,已不咳嗽,食欲正常。

以上方继服,巩固疗效。

【**尹按**】《内经》已认识到"五脏六腑皆令人咳,非独肺也。"该患者脾胃功能不足,酿湿生痰,上干于肺,影响肺的宣发肃降而发生咳嗽。现代社会中,人们生活水平提高、工作节奏加快,饮食不规律,夜间进食过饱,嗜食生冷、肥甘油腻等均易伤害脾胃,出现痰湿为患。因此,最好的治疗方法是注重调补肺脾功能,不但以药物调补,还要注意合理的生活饮食方式,从根本上杜绝生痰之源。让患者在治疗咳嗽中获得更多的益处,提高生活质量,减少并发症。

第十章 慢性阻塞性肺病

慢性阻塞性肺病(简称:慢阻肺)有慢性咳嗽气喘表现,以逐渐加重的气短为主,肺功能呈气流不完全可逆的改变。本病相当于中医学"痰饮""喘证""肺胀"的范畴,是脾肺气虚、肾不纳气而气机不利、痰阻气道所致的以胸中憋闷胀满、气短,动则加重,吸气困难为主要临床表现的疾患。

一、诊 断 要 点

1. 具有慢性气管炎的病史,每年发病持续或累计 3 个月,冬季加重、天暖缓解,发病时以咳嗽、咳痰为主症或伴有喘息。

2. 呼吸困难,以气短为主要症状,早期仅在上楼、爬坡、劳动时气短,逐渐发展为平地活动或静息时也气短。易有反复发作的呼吸道感染,也多有咳嗽、咳痰,天冷时发作,天暖时缓解的特点。

3. 典型者为桶状胸,呼吸运动减弱,叩诊呈过清音,呼吸音减弱,呼气延长。

4. 胸部 X 线示:肋间隙增宽,肺透亮度增加,横膈下移。

5. 肺功能:对于任何患呼吸困难、慢性咳嗽或咳痰,并且有暴露于危险因素史的患者,临床上均须考虑慢阻肺的可能,须进行肺功能检查:吸入支气管扩张剂后,第 1 秒用力呼气容积(FEV_1)与用力肺活量(FVC)的比值,即 1 秒率(FEV_1/FVC)<70%,提示存在不完全可逆的气流受限,可诊断为慢阻肺。仅有胸片,无肺功能者,诊断慢性阻塞性肺气肿。

二、病 证 鉴 别

1. **支气管哮喘** 以发作性气喘痰鸣为特征,年轻人多见,常有家庭或个人过敏史,或呈季节性发病,发病时两肺满布哮鸣音。咳嗽常发生于气喘之前。

2. 支气管扩张 本病以咳脓痰、反复发作为特点,若反复咯血可从少量到大咯血,X 线胸片有助诊断。

3. 肺结核 有发热、盗汗、乏力及消瘦等全身症状,痰液找结核杆菌及胸片检查可以确诊。

三、病 理 机 制

中医学认为本病的发生是由于久咳、久喘,反复感受外邪致使肺之体用俱损,肺的生理功能失常,宣降不利,肾虚不能纳气,呼吸困难,呼多吸少,动则加重,肺虚卫外不固,易感受外邪。本病多急性发作,肺虚及脾,脾失健运,肾虚不能蒸化致使痰浊愈益潴留,痰阻气道则胸中憋闷、胀痛,致使本病成为正虚邪实,虚实相兼的疾病。

四、辨 证 要 点

咳喘多年未愈,当前呼多吸少,气不得续,稍有活动即气短明显加重,不活动即为常人,痰液黏稠咳吐不利,或兼胸闷咳嗽,或兼纳呆、脘腹胀满、食少、体倦,或兼恶寒背冷、腰酸腿软、夜间尿频,舌胖质暗,苔薄腻,脉弦数。治当补虚泄实,标本同治,方用复健汤加减。

[复健汤]

组成:人参、沉香、黄芪、当归、五味子、茯苓、补骨脂、苏子、冬瓜子、白术、炙麻黄、杏仁。

治则:补肾纳气,益气平喘,理气消痰。

主治:咳喘日久不愈,当前邪盛正虚,呼多吸少,气不得续,呼吸困难,动则气短加重,痰液黏稠,色白量多,咳吐不爽,胸闷咳嗽,食少体倦,或口干欲饮,舌淡苔腻,或舌暗红少苔,脉弦数。

方解:此乃治疗本虚标实,虚实错杂之方。本虚乃肺脾肾虚,实乃气滞痰阻,故方中以人参、沉香补益肺肾、补肾纳气、大补元气,为主药;并以善补脾肺的黄芪、白术,补肾纳气的补骨脂、五味子,补血的当归辅助人参、沉香以增强补气扶正的作用;以炙麻黄、杏仁宣发肃降肺气;以茯苓、苏子、冬瓜子消痰化饮,标本兼治,可使这类老年人的顽症逐步好转。

本方是善治阻塞性肺气肿,也即有肺功能支持的"慢阻肺"的基础方,治疗该病有良好的效果,但该病患者多为阳虚,用此方适宜。若阴虚体质者咽干口渴较甚,应用此方须去掉补骨脂、人参等性热之品,改用西洋参、天冬等;若证重出现唇舌色紫者为内有瘀血,需在方中加桃仁、红花、赤芍等活血化瘀之品;腰酸困为肾虚,加熟地、山茱萸。

加减:若早期只是痰多为主,气短轻者可只用党参,不用黄芪及五味子、补骨脂等补肾纳气药,可加陈皮、半夏、紫菀等化痰药;若兼脘腹胀满,食后益甚可加枳实、厚朴;若背凉畏风冷可加桂枝、干姜、防风,若兼腰酸腿软、尿频可加熟地、山茱萸、杜仲、牛膝、桑螵蛸;若肺肾阴虚,咽干口燥,汗出烦躁,舌红少津,脉细数,可去补骨脂、人参,加生地、麦冬、天冬。

五、预防与调理

1. 应增强治疗的信心。对于这类病人,根据不同的情况进行辨证分型、处方用药,恢复肺脾肾的功能,不但使患者症状逐渐得以改善,免受咳痰、喘、呼吸困难之苦,而且可以提高生活质量,延缓病情的发展,延长个人的生命。

2. 本病患者抵御能力差,易受外邪侵袭,所以更应该慎起居、防寒保暖、节制饮食,以防感冒的发生,一旦发生感染当及时用药,争取早日痊愈。

3. 平素宜进食易消化吸收而营养丰富的食物,如牛奶、蛋类、瘦猪肉、山药、大枣、核桃仁等。忌食油腻、辛辣、腥膻等刺激性强及生冷食品。

六、临证备要

1. 本病多由慢性支气管炎或支气管哮喘进一步发展所致,是一种老年人的常见病、多发病,具有病程长,病情重,一身俱损,脏腑功能衰弱,病理产物多(痰饮量多,有瘀血或水肿),易发生感染,虚实错杂等特点,在治疗过程中应重视补虚泻实的原则。

2. 治疗本病感邪时,偏于祛邪,平时偏于扶正,补泻有所侧重的治疗。通过中医药治疗可以提高病人的免疫功能;提高病人肺脾肾的生理功能;可以提高老年人的生活质量,但见效慢,疗程长,需要病人有坚持治疗,持之以恒的思想准备。

七、病案举例

病案一：李某，男，58岁。初诊日期：2015年3月11日。

间断咳嗽，气喘十余年，加重一周。最初因过敏物刺激而诱发，冬季明显。症见：走路快及上楼时则气喘，咳嗽，痰少尚利，喉中痰鸣，纳可，寐佳，二便调。平素易打喷嚏。舌红苔薄白，脉平。肺功能显示：大小气道严重阻塞性改变，阻塞性通气功能障碍，肺通气功能严重减退，大小气道高度可逆性改变。诊断：支气管哮喘合并阻塞性肺气肿。治法：健脾补肾，宣肺纳气平喘。方用复健汤加减。

炙麻黄 9g	杏仁 15g	地龙 18g	天花粉 30g
冬瓜子 30g	射干 18g	五味子 15g	补骨脂 21g
黄芪 24g	当归 15g	桂枝 12g	防风 12g
红参 10g	沉香 4g^{后下}	熟地 18g	山茱萸 12g

15剂，水煎服，日一剂，早晚分服。

二诊：2015年3月25日。

气喘有减轻，基本无咳嗽，偶有呃逆，纳可，背困，二便调。上方每剂加蛤蚧半对。

三诊：2015年5月20日。

以上方持续服药，目前已基本不喘，咳嗽、痰鸣音消失，走快及上楼略气喘。

红参 15g	沉香 4g	蝉衣 12g	荆芥 12g
防风 12g	黄芪 30g	当归 15g	补骨脂 21g
五味子 15g	桂枝 12g	射干 15g	紫菀 15g
炙麻黄 9g	杏仁 15g	白芍 21g	白术 18g
枳实 15g			

上方继服，以巩固疗效。

【尹按】 此患者哮喘多年，控制不佳而合并肺气肿，肺功能呈大小气道高度可逆性改变，予"复健汤"治疗；因平素易打喷嚏，合助阳固卫汤补益肺卫阳气。加蛤蚧血肉有情之品可以协同沉香增强补肾纳气作用。方药切中病机，获效迅捷而持久。

病案二：李某，女，53岁。初诊日期：1990年5月8日。

患慢性支气管炎已 20 余年,每至秋末冬初病情加重,次年天暖时逐渐缓解。近 10 年来更加胸闷气短,活动时显著加重。平素倦怠无力,腰腿酸困无力,脚跟尤困,纳呆,咳嗽,痰少不利,口干欲饮,舌淡苔白,脉弦数有力。来诊前在其他医院已多次做过 X 线胸部造影及肺功能检查,已确诊为慢性支气管炎合并肺气肿。根据对上症的综合分析,确诊为肺脾肾虚,当补肺脾肾,重用补肾纳气之剂。以复健汤加减。

熟地黄 21g	山药 15g	茯苓 18g	五味子 15g
党参 24g	黄芪 24g	当归 12g	补骨脂 30g
麦冬 30g	天花粉 30g	冬瓜子 30g	苏子 24g

6 剂,水煎服,日一剂,早晚分服。

二诊:服 6 剂后,食欲好转,咳嗽较前减轻,他症同前。

上方黄芪加至 30g,党参改为东参 9g,加砂仁 10g、川断 30g、怀牛膝 24g。

三诊:服 6 剂后,咳嗽、气短已显著好转,腰酸、脚跟酸困也已控制。继服原方以巩固疗效。

【尹按】患者平素倦怠无力、腰腿酸困无力、纳呆,脾肾亏虚较为突出。初诊时用党参健脾益气,恢复中焦脾胃功能,才能更好地运化水谷精微。食欲好转后,易党参为东参大补元气,与熟地、山药、补骨脂、五味子等协调加强补肾纳气之力。因其口干,养阴润肺之品如麦冬、花粉在治疗中也起到防止峻补阳气而更伤阴津的作用。通过阴阳协调而改善身体功能。

病案三:郝某,男,67 岁。初诊日期:2002 年 2 月 17 日。

患慢性支气管炎已 20 余年,合并肺气肿已 7 年。近两年来明显加重。当前气短,动则加重,呼吸短促,语言无力,咳嗽,痰少不利,咽干口渴,小便频数,色黄,夜行 10 余次,影响睡眠,便秘,尤其近日肩背灼热难忍,汗出淋漓,而卧床不起,体温正常。舌淡苔淡黄,脉数。诊为气阴两虚,虚火上炎。治宜益气养阴,清热泻火。

黄芪 24g	太子参 24g	五味子 15g	桑白皮 30g
地骨皮 30g	知母 15g	煅龙骨 30g	煅牡蛎 30g
茯苓 18g	天花粉 30g	冬瓜子 24g	瓜蒌 30g
焦槟榔 15g	浮小麦 30g		

3 剂,水煎服,日一剂,早晚分服。

二诊:服 3 剂后肩背灼热大减,汗出明显减少,他症同前,多日不能左侧卧,不思饮食。上方去浮小麦、煅龙骨、煅牡蛎、太子参,加东参 7g、砂仁

10g、桑螵蛸 24g、覆盆子 21g、葶苈子 7g、赤芍 18g。6 剂,水煎服,日一剂,早晚分服。

三诊:又服 6 剂,精神明显好转,小便次数减少,夜里已能左侧卧,白天已能下地活动。仍气短,言语无力,小便频数。已度过危重阶段,改服下方益气养阴,逐步改善症状,强壮体质。

黄芪 24g	党参 24g	麦冬 24g	五味子 15g
知母 15g	桑白皮 15g	桑螵蛸 24g	覆盆子 15g
百部 18g	陈皮 12g	熟地 18g	砂仁 9g
甘草 10g			

6 剂,水煎服,日一剂,早晚分服。

【尹按】患者肩背灼热难忍、汗出淋漓、脉数与阴虚火旺蒸津外泄有关,而气短、动则加重、呼吸短促、语言无力则是肾不纳气的表现,急宜益气养阴,清热泻火。二诊时虚火之势减轻,气短尿频仍明显,故而去太子参,仍用人参大补元气,酌加补肾固精缩尿之品。三诊时气短病情改善,继续益气养阴,巩固疗效。

病案四:宋某,女,94 岁。初诊日期:2015 年 7 月 8 日。

患者 62 年前曾因冬季感冒未及时彻底治愈,导致每年冬季发作咳嗽,平素天暖时缓解。近 10 年出现胸闷气短,痰多色白不利,喉中痰鸣。食欲不振,腰酸困。胸片显示:慢性支气管炎,肺气肿改变。诊断:肺胀,肺肾两虚,慢性阻塞性肺病急性加重。治法:温补肺肾,化痰平喘。方用复健汤加减。

熟地 18g	山茱萸 15g	云苓 21g	五味子 15g
党参 40g	黄芪 30g	当归 15g	苏子 21g
补骨脂 21g	冬瓜子 30g	川朴 12g	射干 18g
砂仁 10g	沉香^{后下}4g		

7 剂,水煎服,日一剂,早晚分服。

二诊:7 月 15 日。

药后咳痰已利,胸部不憋闷,无喉中痰鸣,仍咳嗽痰多,动则气紧。

苏子 21g	陈皮 15g	前胡 15g	紫菀 18g
云苓 21g	党参 40g	黄芪 30g	当归 15g
补骨脂 21g	五味子 15g	沉香^(后下)4g	焦三仙^各12g

7 剂,水煎服,日一剂,早晚分服。

三诊:7 月 22 日。

药后痰量明显减少,咳嗽大减,气短明显好转,痰少偶咳,食欲正常,动则气紧,头闷。

以上方原方继服,巩固疗效,增强体质。

【尹按】此例慢阻肺患者,初诊时因气短为重,以复健汤加减温补肺肾,二诊时痰多气紧,以苏子降气汤加减,补虚泻实,仅两周的治疗明显见效,咳嗽气短及咳痰均大为改观,需要继续补益肺肾,兼祛痰平喘,巩固疗效。

第十一章　慢性肺源性心脏病

慢性肺源性心脏病(简称肺心病)是由肺、胸廓或肺动脉血管慢性病变所致的肺循环阻力增加、肺动脉高压,进而使右心肥厚增大,甚至右心衰竭的心脏病,其中以慢阻肺导致的肺心病最为多见。肺心病属于中医学"肺胀""心悸""喘证""痰饮""水肿"的范畴,临床症状除气短、动则加重外,还有心悸、水肿、甚至唇舌颜面青紫,昏迷嗜睡等症状。

一、诊 断 要 点

1. 缓解期见慢性咳嗽、咳痰、气急,活动后可感心悸,呼吸困难、乏力和劳动耐力下降,下肢水肿,午后明显。体检有明显肺气肿体征及心音遥远,肺动脉瓣第 2 心音亢进,提示有肺动脉高压,剑突下心尖搏动,提示右心室扩大。

2. 急性加重期因肺、心功能失代偿引起心力衰竭有相应体征,如发绀,呼吸困难,精神神经症状,颈静脉怒张,肝大压痛、肝颈反流征阳性、下肢水肿等。

二、病 证 鉴 别

1. **冠状动脉粥样硬化性心脏病**(冠心病)　有典型的心绞痛或心肌梗死的症状、心电图和心肌酶谱变化,无慢性呼吸道疾病的病史。

2. **风湿性心脏病**　往往有风湿性关节炎和心肌炎的病史,其中心瓣膜常有病变,结合 X 线、心电图、超声心动图等可以鉴别。

3. **原发性心肌病**　多为全心扩大,常伴心力衰竭、房室瓣相对关闭不全,无慢性呼吸道疾病史,无肺动脉高压的 X 线表现等。

三、病理机制

中医认为肺主气,心主血脉,肺脾为生化宗气之源,宗气具有推动血液运行的作用,故肺气充沛宗气旺盛,则血运正常;若肺气虚或郁滞不能助心行血,可导致心血运行不畅,血脉瘀滞出现心悸、胸闷、唇青舌紫等症。心阳不足不能下通肾阳,故使肾虚不能化水,水邪溢于肌肤则面目及肢肿,水气凌心则心悸气短加重,痰蒙神窍则烦躁昏迷,气不摄血或火热上行,迫血妄行则咯血、便血,大量失血或痰涩壅盛而致肺气闭塞,皆可导致气阴衰微,阳气欲脱而大汗淋漓、四肢厥冷、脉微欲绝之危证,对本病的治疗既要掌握气虚血瘀的基本病机又得结合当时的病情作为处方的依据才能取得良好的效果。

四、辨证要点

本病为邪实正虚并重,邪实为痰浊、水饮、血瘀,早期以痰浊为主,继而痰瘀并重,并可兼气滞、水饮错杂为患,后期痰瘀壅盛。正虚为肺、心、脾、肾之虚,当分主次,并需区别气虚、阳虚或阴虚的性质。

五、辨证施治

本病为咳嗽多年,日久不愈,由脾肺气虚,进而损及心肾,而致元气虚衰,肾不纳气,呼吸困难,短促难续,倚息不得平卧,心悸咳喘,腰膝酸软,甚至唇口青紫。治当补益心肾、纳气平喘为主,或加活血化瘀之品。方用强心固本汤加减。

[强心固本汤]

组成:人参、黄芪、茯苓、桂枝、五味子、沉香、苏子、炙甘草、当归、丹参。

治则:补益心肾,纳气平喘。

主治:呼吸短促难续,声低气怯,倚息不得平卧,心悸,汗出,胸闷,咳嗽,痰白如泡沫,咳吐不利或兼夜尿频数,腰膝酸软,甚至唇口舌紫,脉细数结代。

方解:肺、脾、肾虚日久不愈,多易扰心导致气阴衰微,阳气欲脱。人参、黄芪益气健脾；沉香、五味子补肾纳气；血虚而瘀，汗出肢冷，血运不畅则心悸舌紫，以当归、丹参补血活血，桂枝、茯苓、炙甘草强心止悸；苏子化痰平喘。

加减：阳虚下肢水肿者，去人参、苏子、丹参，加泽泻、猪苓、附子；痰迷心窍，神志昏迷，口唇青紫者，去人参、五味子、沉香，加胆南星、石菖蒲、远志；痰热壅肺，身热口渴，痰黄咳重，上方去桂枝、人参，加西洋参、生石膏、知母。

六、临 证 备 要

1. 肺心病是多种呼吸病后期转化而成，临床上以咳喘、气短痰多而不利，心悸，肢体水肿为主症，严重者有舌唇发绀、抽搐、昏迷、喘脱等危重证候。

2. 本病乃本虚标实、虚实错杂的证候，本虚为肺、脾、心、肾四脏俱虚，标实指本病有痰浊、水饮、瘀血为患，初期以痰浊水饮为主，后期以痰瘀夹杂为患。

3. 临证应重视病人脾胃的情况，保持正常的食欲、旺盛的精力是治疗的根本。

4. 对本病的治疗当根据邪盛时偏于攻邪，平时偏于扶正，有所侧重的治疗。

5. 老年久病防止感邪恶化。老年体虚多无力抗邪，在感染期往往没有恶寒、发热的表现，故近期出现咳喘突然加重，痰色变黄就应做相关的检查，发现有感染时应及时用药。

七、病 案 举 例

病案一：李某，女，62岁。初诊日期：2013年3月5日。

气短4年，近2年加重。当前气短，动则加重，心慌心悸，语言无力，胸憋而痛，倦怠无力，舌紫无苔，脉律不齐。诊为心肾气虚，肾不纳气，气滞血瘀。治以益气强心，补肾纳气，活血化瘀。方用强心固本汤加减。

东参 10g	沉香 3g(后下)	五味子 15g	桂枝 12g
云苓 24g	丹参 30g	黄芪 30g	当归 12g
川芎 15g	郁金 15g	炙甘草 15g	

【尹按】此例正虚重,邪实以血瘀为主,气虚、阳虚兼见。故用大补元气之人参益气;黄芪补气,合当归益气生血;桂枝、茯苓强心定悸;五味子、沉香补肾纳气;川芎、郁金、丹参活血化瘀。虚实兼顾,使瘀血消,气化行,邪去正安。

病案二:陈某,男,75岁。初诊日期:2011年11月8日。

患肺心病已6年。当前呼吸不足以息,自觉吸入气少,难以维持自身活动,声低气短,行动困难,胸部憋闷胀满,心悸汗出,咳嗽痰多,咳吐不利,唇舌发绀,脉沉数,间有结代。乃肺心肾虚所致。治宜补益肺心,补肾纳气。方用强心固本汤加减。

东参 10g	黄芪 30g	当归 12g	云苓 21g
五味子 12g	苏子 18g	丹参 24g	紫菀 15g
款冬花 12g	桂枝 12g	麦冬 24g	炙甘草 15g
冬瓜子 24g			

6剂,水煎服,日一剂,早晚分服。

二诊:服6剂后咳痰较前爽利,胸憋闷胀满有所好转,其他未见好转。上方加补骨脂18g、沉香6g^(后下)。又服6剂,心悸好转,脉无结代现象。又服6剂,气短、呼多吸少有所改善。以此方服至40余剂,痰量减少,吸气困难有所改善。以此方改制成胶囊继服以求进一步好转。

【尹按】肺失治节、心失辅佐出现肺心病,以心肺功能受损之气短心悸及心血瘀阻不畅的唇舌发绀为主要表现。在补益肺、心正气时,酌加桂枝温通心阳,使气血运行通畅,促进痰浊瘀血的消散;而且注重用利痰药如冬瓜子,使痰液爽利地排出气道,减轻心肺负担。肺虚及肾则气短、动则加重,用大补元气的东参配合补肾纳气的沉香、补骨脂可以恢复“肺主呼气、肾主纳气”的功能。对于早期咳嗽气喘的治疗应该积极主动彻底,防微杜渐还是比发展到严重错综复杂的情况再治疗要好很多。

第十二章　支气管扩张

支气管扩张是指支气管及其周围组织的持续性慢性炎症,临床表现为慢性咳嗽、大量脓痰、反复咯血。

本病属于中医学"肺痈""血证"的范畴,是脾肺气虚,反复外感导致火盛、痰壅、血瘀,以致痰多质稠、色黄或其味腥臭,并反复咯血或痰中带血为特点的疾患。

一、诊 断 要 点

1. 以咳嗽、咳大量脓性痰,痰中带血或反复感染为主症,痰置瓶中可分三层且有臭味。也有反复间断咯血为主症,少有咳嗽和脓痰者,称为"干性支气管扩张症"。

2. 闻及病侧下胸部分较粗的湿啰音。

3. X线胸片:多表现肺纹理增多、紊乱、模糊,严重者肺纹理呈网状或蜂窝状改变。

4. 肺功能:多为阻塞性通气功能障碍。

二、病 证 鉴 别

1. **慢性支气管炎**　好发于中年以上的病人,慢性咳痰喘,多呈白色黏液痰。

2. **肺脓肿**　常呈急性过程,高热、咳嗽,大量脓性痰,X线胸片为局限性炎症改变,中有空腔液平。

3. **肺结核**　常有低热、盗汗、乏力等结核中毒症状。X线胸片和痰查结核菌可做诊断,但肺结核也可引起支气管扩张。

三、病　理　机　制

病人正气虚弱,肺卫不固,反复受外邪侵袭而入里化热,导致痰热壅肺伤阴,阴虚火旺或气阴两虚。

四、辨　证　要　点

咳痰量多,质稠色黄或痰热壅盛,或难以咳出兼反复血色鲜红为血热,若血色暗红量少夹有血块为瘀血。

五、辨　证　施　治

根据中医的基础理论认识,本病在整个病理中贯穿了一条气虚、痰阻、发热、血瘀的演变序列。所以在发作期当治以清肺化脓。方用黄芩清肺汤加减(见 55 页)。

加减:咳吐浊痰,痰色黄绿,加公英、地丁解毒消痈;吐大量浓痰,痰血相兼,腥臭异常,加败酱草、金银花;络伤血溢,咯血,加白茅根、三七。

六、预防与调理

1. 支气管扩张是病人在肺卫气虚的基础上,内里产生火、痰、瘀相互夹杂的病理所形成的,并贯穿于整个病程中。为了预防此病,对阳虚体质,恶热喜凉的人,忌用生痰或过热的药物,而采用补益卫气,清肺抑火之品。

2. 应多饮水,多吃新鲜水果蔬菜,忌食辛辣、烧烤类食物及羊肉等生热上火的食品。

3. 在痰中带血或咯血时,应及时采用凉血止血或化瘀止血的药物。

4. 平素应坚持服用清肺抑火、凉血化瘀止血的药物,争取早日康复。

七、临　证　备　要

1. 本病属于中医“肺痈”范畴,临床表现以慢性咳嗽、大量脓痰、反复咯血及反复肺部感染为特点,痈成溃脓时,当以排脓解毒为主,脓去自然复,不可早用补敛之品。

2. 反复咯血或痰中带血是本病的特点,一旦发现这一状况应及时加以控制并辨清导致咯血的原因是火是瘀,还是二者互结为患,采取针对性的用药,以杜绝再次发生。

3. 本病缓解期应益气养阴,清热凉血,清除致瘀、生火之因以达到治本的目的。

八、病 案 举 例

毛某,男,48岁。初诊日期:2015年6月30日。

反复咳嗽痰多,已三年之久。当前咳嗽频作,痰多、色黄黏稠,咳吐不利,痰中带血,胸闷纳呆,倦怠无力。舌红苔薄黄,脉数。西医诊为支气管扩张。治以清热化痰,肃肺止咳,以黄芩清肺汤加减。

浙贝 15g	瓜蒌 18g	桔梗 10g	枳壳 12g
黄芪 12g	鱼腥草 30g	茜草 15g	冬瓜子 24g
云苓 18g	侧柏叶 15g	前胡 12g	陈皮 12g
莱菔子 12g	甘草 12g		

6剂,水煎服,日一剂,早晚分服。

二诊:药后痰中已无血,咳痰较利,胸闷咳嗽均明显好转,仍纳呆,倦怠无力,舌红苔薄黄,脉沉。

上方去茜草、鱼腥草,加党参21g、白术12g。6剂,水煎服,日一剂,早晚分服。

三诊:咳嗽明显好转,痰量明显减少,精神好转,继服上方,巩固疗效。

【尹按】王老认为支气管扩张是病人在肺卫气虚的基础上,内生火、痰、瘀相互夹杂的病理所形成,并贯穿于整个病程中,并且容易动火、动血、伤阴。急性加重期一般热象居多,久病咯血则为伤阴之象。治疗应该祛邪为主,适当照顾脾胃功能,强调不能过早敛补留邪。

第十三章 肺 结 核

肺结核病是结核杆菌引起的慢性传染病,临床上多呈慢性过程,常有低热、盗汗、消瘦、乏力等全身症状和咳嗽、咯血等呼吸系统症状表现。肺结核病属于中医学"肺痨"的范畴,病理性质以阴虚为主,并可导致气阴两虚,甚至出现阴阳两虚之证。

一、诊 断 要 点

1. 早期症状轻微,易被忽视,病情发展后可出现全身不适,倦怠无力,食欲减退,体重减轻,长期低热,尤以下午及傍晚或劳累时症状显著,多见干咳或大量脓痰,胸中隐痛或刺痛,或兼有咯血。

2. 痰中查到结核杆菌是确诊的主要依据,X线胸片是发现和诊断肺结核的主要手段,可表现有纤维钙化硬结病灶,浸润性、干酪性病灶和空洞等,多在肺的上部单侧或双侧。支气管内膜结核需要支气管镜检查协助确诊。

二、病 证 鉴 别

1. **支原体肺炎** 有轻度咳嗽、低热,病毒性过敏性肺炎在X线胸片上有肺部炎症征象,应与早期浸润型肺结核鉴别。支原体肺炎在短期(2~3周)可自行消散,过敏性肺炎及其肺内浸润常呈游走性,白细胞及嗜酸粒细胞增多。

2. **慢性支气管炎** 老年性慢性支气管炎症状酷似慢性纤维空洞型肺结核,但患者X线胸片上仅见肺纹理加重或正常无结核病灶,痰结核菌阴性。

3. **支气管扩张** 痰结核菌阴性,X线胸片平片无异常或呈局部肺纹理粗或卷状阴影,支气管造影可确诊。

4. 肺脓肿 起病急,发热高,脓痰多,但有多种其他细菌,抗生素治疗有效。

5. 肺癌 多发在 40 岁以上男性吸烟人群,常见刺激性咳嗽,明显胸痛及进行性消瘦。痰结核菌和脱落细胞检查、纤维支气管镜和活检有助鉴别,血清唾液酸和痰培养测定可提示癌症。也要重视肺结核与癌症并存的可能。

三、病 理 机 制

本病的根本原因在于正气虚弱,先天禀赋不足,后天嗜欲无度,忧思劳倦,患病日久,以致正气虚损,痨虫乘虚腐蚀肺叶,肺金受损出现咳嗽、咳痰、气喘、潮热、盗汗等症,肺络受损多有咯血。阴虚是本病的病理机制,日久可导致五脏亏损,尤其以肺肾为重,导致气阴两虚甚至阴虚及阳,导致阴阳两虚的危证。

四、辨 证 施 治

正气虚损,结核杆菌(痨虫)乘虚腐蚀肺叶,导致本病的发生,皆乃气阴两虚所致,故治疗本病当以养阴益气、抗结核杀虫为主,方用参芪麦冬汤加减。

[参芪麦冬汤]

组成:沙参、麦冬、百部、白及、玄参、五味子、阿胶、黄芪、冬虫夏草、党参、紫菀、款冬花、白术、山药。

治则:益气养阴。

主治:咳嗽气急,气短声低,痰多质稀色白,时夹咯血,色淡红,午后潮热,颧红,自汗盗汗,食少便溏,倦怠乏力,面色㿠白,舌淡苔薄,脉细弱。

方解:方中以沙参、麦冬、玄参养阴润肺;百部、白及补肺止咳、抗结核杀虫;紫菀、款冬花化痰止咳;五味子、阿胶、冬虫夏草滋肾润肺;黄芪、党参、白术、山药补肺健脾。

加减:若脾胃功能尚可,而时常咯血、血色鲜红、五心烦热、性情急躁易怒,舌干而红,脉数者,为肺肾阴亏、水亏火旺,可于上方去党参、白术、山药,加西洋参、玄参、知母等益气滋阴之品。

本方为治疗肺结核的基础方。

五、预防调理

1. 应避免和肺结核病人长期接触,必须接触时应采取必要的防范措施。

2. 患病之后不但要耐心治疗,还应禁烟酒,慎房事,怡情志,加强营养,坚持锻炼。

3. 肺结核病人应食肉类、蛋类及豆制品,牛奶等奶制品一直被认为是肺结核病人最适宜的食品。宜多食新鲜蔬菜、水果以及鳗鱼、大蒜、百合等。

4. 肺结核病人绝对忌烟,因有辛热大毒,并忌辛辣、过甜、生冷油腻、油炸及羊肉、核桃仁、虾等补阳的食物。

六、临证备要

1. 肺结核是具有传染性的慢性虚弱疾病,以咳嗽、咯血、潮热、盗汗、身体逐渐消瘦为主症,病位在肺,并与脾、肾等脏密切相关,病理性质主在阴虚,进而阴虚火旺,气阴两虚,甚则阴虚及阳而成阴阳两虚之证。

2. 治疗可采取中西结合的方法,以西药抗结核杆菌,中药补虚培元、调补气血,同时补益脾肾,而且要注意虚中夹实证的适当处理,对阴虚火旺者应以降火;对灼津为痰,痰热内郁者,当以清热化痰;肺脾气虚,痰浊内生,咳嗽痰多,宜在补益脾肺的同时合以化痰止咳之品;因瘀阻肺络,反复咯血,当祛瘀止血。

七、病案举例

陈某,女,51 岁。初诊日期:2014 年 3 月 28 日。

患者干咳无力,气短声低已久。当前午后仍潮热,自汗,盗汗,痰少黏稠不利,经常痰中带血,手足心热,咽干口干,食少便溏。舌红,脉细无力,乃肺脾气阴两虚之证。当治以益气养阴。方用参芪麦冬汤加减。

黄芪 24g	党参 30g	阿胶 15g	五味子 15g
麦冬 30g	百部 18g	知母 15g	白及 12g
玄参 24g	山药 21g	冬瓜子 30g	白芍 21g

当归 15g

　　　　　　　　　　　6 剂,水煎服,日一剂,早晚分服。

二诊: 咳痰已利,咳嗽、自汗盗汗好转,痰中偶有血丝。

上方加白术、茯苓、陈皮、砂仁。6 剂,水煎服,日一剂,早晚分服。

三诊: 服后,痰中无血,大便正常,咳嗽已缓解,食欲好转,食量增加,仍有动则气短,午后潮热,手足心热。

上方去冬瓜子,加鳖甲、地骨皮,以此方坚持治疗。

前后共服 40 余剂后,症状尽消失,X 线胸片提示结核病灶均已钙化。

【尹按】 肺结核一般需要服抗结核药物治疗,有些患者因药物副作用不能耐受,转而用中药治疗。需要注意顾护气阴,补虚培元,调补气血,补益脾肾,合用具有杀虫止血之中药如百部、白及,使疾病得到控制、治愈。

第十四章　间质性肺疾病

间质性肺疾病以弥漫性肺实质、肺泡炎症和间质纤维化为基本病理改变，以活动性呼吸困难、X线胸片呈弥漫性浸润阴影、限制性通气障碍、弥散功能降低和低氧血症为临床特征，系不同种类疾病群构成的临床 - 病理实体的总称。

急性期以损伤或炎症病变为主，慢性期以纤维化病变为主。其基本病理多为非感染性的炎症改变，发病的中心环节是肺泡炎。肺泡炎可造成肺泡血管单位功能失常、破坏，最终发展为弥漫性肺间质纤维化、蜂窝肺，发生低氧血症及呼吸衰竭。

一、诊　断　要　点

1. 进行性加重的呼吸困难、干咳、少痰，多伴有乏力、衰弱等症状，听诊可闻肺部有细小的湿啰音，查体可见杵状指（趾）、唇指发绀。

2. 肺功能异常，限制性通气功能障碍和气体交换功能减弱。肺容量减少，而 FEV_1/FVC 出现高值（如 90%）则支持间质性肺病的诊断。

胸部 X 线表现：早期呈毛玻璃样阴影，继之为网状、细结节状，病变晚期呈蜂窝状改变。胸部高分辨 CT 检查可更细致观察病灶的分布，也有助于判断是否为间质性肺病。

3. 隐匿起病，无明确病因的进行性呼吸困难，也有与结缔组织病相关而继发的病变。

二、病　证　鉴　别

1. **特发性肺纤维化**　起病隐匿、进行性呼吸困难为本病特征，病情逐渐加重也可表现为急性加重。好发于中老年人群，病变局限在肺部，其肺组

织学和 / 或胸部高分辨率 CT 特征性表现为普通型间质性肺炎,病因不清。按病程有急性、亚急性和慢性之分。主要表现为刺激性干咳或伴少量黏痰、进行性呼吸困难,活动后明显,乏力、消瘦、关节疼痛、低热等。查体多数患者双下肺可闻及吸气末爆裂音或捻发音(称 Velcro 啰音),超过半数可见杵状指(趾);终末期出现发绀、肺动脉高压、肺心病和右心功能不全。典型肺功能改变包括:限制型通气损害、肺容量缩小、肺顺应性降低和弥散量降低。肺活检可助确诊。

2. **结节病** 是一种非干酪样坏死性上皮细胞肉芽肿炎症性疾病,病因不明,以侵犯肺实质为主。

3. **继发的间质性肺病** 某些结缔组织病可继发肺间质疾病,如类风湿关节炎有 10%~40% 累及肺部即为类风湿肺炎,以手指小关节及膝、腕、踝关节肿痛和活动受限为主,也可累及脊椎,最终导致关节僵硬、畸形、骨节强直等改变。类风湿相关肺炎偶可发生于关节炎症状出现之前,常见症状有发热、咳嗽、胸痛和进行性呼吸困难等。相关结缔组织病检查可以协助诊断。

三、病 理 机 制

肺主气,司呼吸,与气的生成、运行等密切相关。肺气虚会影响气的生成,导致肺气不足,气短进行性加重,气虚无力生血、无力行血导致血虚、血凝脉中,不通则痛,产生胸胁、头部、肢体的疼痛。津液代谢失常则生痰化饮,痰阻气逆,肺气上逆则咳嗽,痰瘀阻络而有杵状指(趾)的表现。气血不足,脏腑经络、官窍失养,其功能受损,会产生多种类型的病变。总之本病为虚实错杂的疾患,但以元气大虚为主,多兼阴虚血少为患,邪实以气滞痰阻血瘀多见。

四、辨 证 要 点

本病是虚实错杂的疾患,首当辨别是以哪个脏的虚损为主,是哪种外邪导致疾病的发生发展。

五、辨 证 施 治

本病虽然导致各型的病机不完全相同,但有共同症状,表现为进行性加重的呼吸困难,干咳少痰,伴有乏力、衰弱。听诊肺部可闻明显的吸气末爆裂音,常见杵状指(趾),缺氧明显时唇指发绀。

六、治 疗 原 则

去除病因,脱离有害物质的接触,对症治疗,主要是控制继发感染。以大补元气、补肾纳气为主,佐以补血养阴,化痰止咳,健脾和胃,方用平质汤加减。

[平质汤]

组成:人参、黄芪、沉香、五味子、当归、白芍、百合、知母、陈皮、川芎、白术。

主治:肺气虚,肾不纳气,进行性呼吸困难,兼有干咳少痰,手指末端肿胀,或兼行动无力,关节疼痛,或情绪不良,不思饮食,口唇发绀。舌红,苔薄白,脉弱。

方解:人参、黄芪益肺健脾,补益宗气;沉香、五味子补肾纳气;当归、白芍补血;川芎活血化瘀止痛;百合、知母止咳;白术、陈皮健脾和胃;诸药配伍,共奏补益肺脾胃肾,益气和血,止咳化痰之效。

加减:呼吸困难、关节疼痛者,加威灵仙;呼吸困难、行动无力甚至需人挽扶,加杜仲、牛膝;兼消化不良,不思饮食,甚至厌食,加莱菔子、白豆蔻;膝关节痛加独活、寄生。

七、临 证 备 要

1. 本病以气紧喘促,短气不足以息为主症。
2. 本病病位在肺,但与脾、胃、肾密切相关。
3. 本病的类型多,各型之间差别大,所以在临床实践中更要根据当时的情况辨证施治。

八、病 案 举 例

病案一:王某,女,24 岁。初诊日期:2005 年 1 月 22 日。

患间质性肺炎已半年。经西医治疗,疗效欠佳,改服中药。当前胸闷气短,活动时明显加重,周身疲倦无力,下肢酸困,自己不能行走,时刻需人搀扶,兼咽干,口干欲饮。舌红苔黄,脉细数。诊为气阴两虚。治以益气养阴之剂。方用平质汤加减。

白术 15g	茯苓 21g	枳实 15g	天花粉 30g
冬瓜子 30g	五味子 15g	款冬花 12g	麦冬 30g
丹参 30g	干姜 9g	砂仁 10g	肉豆蔻 15g
补骨脂 21g	益智仁 15g	东参 15g	沉香 3g
蛤蚧 1 对			

6 剂,水煎服,日一剂,早晚分服。

二诊:自觉精力较前增强,咳痰已爽利,已无心慌,胃脘喜温,进食或饮水则呃逆,饮奶欲泄,惟晨 4 时 ~5 时咳少许白黏痰,清晨腰酸汗出。

吴茱萸 7g	生姜 3 片	东参 15g	炙甘草 12g
紫菀 15g	白术 15g	砂仁 10g	枳实 15g
半夏 12g	续断 30g	丁香 15g	旋覆花 (包)15g
黄芪 30g	当归 12g	益智仁 15g	

6 剂,水煎服,日一剂,早晚分服。

服药后呃逆明显好转,已有食欲,腰已不酸,动则气短较前明显好转。以上方继服,巩固疗效。

【尹按】患者间质性肺炎,初诊时气短、周身疲倦无力,咽干,口干欲饮,脉细数,予大补元气、养阴、补肾纳气之剂,药后精力明显增强。二诊主症呃逆、胃寒易泄,遵吴茱萸汤之意,温中补虚,降逆止呕,兼养阴,获得显效。

病案二:曲某,女,65 岁。初诊日期:2004 年 5 月 26 日。

患间质性肺炎已一年之久。既往患风湿性心脏病二尖瓣狭窄、关闭不全,糖尿病及溶血性贫血。自患间质性肺炎以来,一直服激素治疗。当前胸闷,气短,倦怠无力,心悸,常自汗出,咽喉干,口干欲饮,兼腰困、全身关节疼痛。舌苔厚腻,脉细无力。诊为气阴两虚,予益气养阴之剂。方用平质汤加减。

黄芪 30g	当归 12g	桔梗 12g	枳壳 15g
茯苓 24g	麦冬 24g	玄参 24g	冬瓜子 30g
炒枣仁 30g	五味子 15g	瓜蒌 30g	焦四仙 各15g
续断 30g	东参 12g		

18 剂,水煎服,日一剂,早晚分服。

二诊:6 月 14 日。

上方稍有加减,服 20 余剂,心悸已止,睡眠正常,胸闷气短、腰困等症也有好转,已停用激素,尚口干苦,渴欲饮水,不思饮食,有时恶心,痰多气短,咽中如有物阻。处方加重清热祛痰养阴,安中和胃之品。

东参 12g	玄参 30g	葛根 30g	生地黄 15g
花粉 30g	知母 15g	浙贝 15g	海浮石 24g
砂仁 10g	竹茹 10g	甘草 10g	

6 剂,水煎服,日一剂,早晚分服。

服药后口苦、恶心好转,食欲增强。以原方研末,装入胶囊中继服,以巩固疗效。

【尹按】既往久服激素,造成人体阴津耗伤,津液不能濡养于肺胃,则发为气短、咽喉干、口干;风湿性心脏瓣膜病与痰瘀有关,二诊见痰多、咽部如有物阻,予清热祛痰、养阴和胃之剂,痰浊消散,又需以养阴益气治本。

病案三:赵某,男,61 岁。初诊日期:2014 年 9 月 10 日。

活动后气短三年,加重三天。患者 2011 年冬季劳累后出现活动后气短,就诊于山西某医院,诊断为"间质性肺炎",未配合治疗,今年气短明显加重,于 7 月底开始服"泼尼松"20 片 / 日,目前减至 13 片 / 日。症见:活动则气短,行动受限,口干咽干不欲饮,时觉胃胀,腿软,腰困,多饮多尿,夜尿 4~5 次。胸部 CT 示:"双肺间质性改变。"诊断:喘证,肺脾气阴两虚;间质性肺炎。治法:健脾补肾,养阴益气平喘。方用平质汤加减。

东参 12g	沉香 4g	五味子 15g	补骨脂 21g
熟地 21g	山萸 15g	杜仲 18g	白芍 21g
麦冬 30g	元参 21g	牛膝 24g	吴茱萸 6g
黄芪 30g	当归 15g	白术 15g	枳实 15g

4 剂,水煎服,日一剂,早晚分服。

二诊:9 月 15 日。

患者服药后气喘减轻,能在室内活动,仍口干,咽干,不喜饮水,时觉胃胀,腿软,腰困,夜尿 1~3 次。上方加川朴 12g。6 剂,水煎服,日一剂,早晚分服。

三诊:9 月 22 日。

患者服药后气短明显改善,能平路步行,精神状态好,口干、咽干、胃胀减,腿软,腰困,夜尿 1~2 次。"泼尼松"已减为 8 片 / 日。

上方继服巩固疗效。

【尹按】此例间质性肺炎有明显肾虚症状,腰困、腿软、夜尿频,因此治疗时在平质汤中侧重加补肾之剂,获得显效。通过补肾可以提高人体自身动力,减少激素的副作用,使患者避免过度使用激素造成的骨质疏松、血糖、血压等异常,能整体受益,提高生活质量。

第十五章　肺间质纤维化

肺间质纤维化是间质性肺炎中最常见的一种疾病,临床表现有进行性呼吸困难,伴刺激性干咳,杵状指,X线胸片显示弥漫性阴影,肺功能呈限制性通气功能障碍,最终因呼吸衰竭而亡。本病属于中医"肺痿""喘证""肺胀"的范畴,是由肺脾胃肾虚,气血亏损,痰瘀阻滞而致气短日益加重为主的疾患。

一、诊断要点

1. 肺功能异常:包括限制性通气功能障碍,肺活量减少,而 FEV_1/FVC 正常或增加,和(或)气体交换障碍,静态(运动)时肺泡血动脉血氧分压差或一氧化碳弥散量降低。

2. 胸部高分辨 CT 示:肺和胸膜下分布为主的网状改变或伴有极少数磨玻璃样阴影。

3. 年龄≥50岁,隐匿起病或无明确原因的进行性呼吸困难。

二、病证鉴别

肺间质纤维化与慢性阻塞性肺气肿、肺结核等疾病都以气短、动则加重,呼吸困难,口干咽燥等气阴两虚之虚喘为表现,但又各有特点,应予鉴别。本病一般都有杵状指,咽干口燥严重,进行性呼吸困难显著,多有食欲不振、便溏、消瘦;肺结核患者长期低热,下午傍晚或劳累时尤甚,痰中可查到结核杆菌;慢性阻塞性肺气肿,有气管炎病史,病程长,胸廓呈桶状,肋间隙增宽,听诊呼吸音减弱,但有的慢性阻塞性肺气肿可进一步发展合并肺间质纤维化。

三、病理机制

从本病的发生发展和症状表现不难看出,本病的发生是由肺、脾、肾三脏俱虚导致人体元气大虚,津液亏损、气血不足为特点的疾患,气虚血少,肺叶缺乏营养,日久枯萎呈纤维化状态。

人的一身之气是由先天之气与后天之气相结合而成,先天之气是受父母之精气化生而成,与肾的功能密切相关。后天之气是靠肺的呼吸功能和肾的纳气功能将清气吸入体内,和脾、胃对饮食消化吸收产生的水谷之气相结合而成。所以后天之气的生成与脾、胃、肺、肾的生理功能密切相关,若脾、胃、肺、肾的生理功能任何一个环节异常或失调,都会影响气的生成及其功能的发挥,其中尤以脾、胃的功能更加重要。胃主受纳,脾主运化,共同对水谷发挥消化与吸收的作用,脾的运化功能可以把饮食水谷化成精微转递至他脏,化为精、气、血、津液内养五脏六腑,外养四肢百骸、皮毛肉筋。脾胃功能的衰退,自然影响食物的消化吸收而出现食欲不振、便溏、倦怠、消瘦及一些气血不足,津液亏损的表现,肺叶缺乏气血津液滋养濡润导致枯萎成纤维化的状态。

四、辨证要点

本病是虚实错杂的疾患,但以元气大虚为主,并有肾不纳气;邪实有气滞、痰阻、血瘀之别,并有经络不通,关节疼痛,当辨别用药。

五、辨证施治

本病病位在肺,但与脾、胃、肾密切相关,是一种本虚标实的病证,表现为气短不足以息并呈进行性加重,呼吸困难,动则加重,口干咽燥,倦怠无力,咳嗽、咳痰不利,烦躁厌食,明显消瘦,舌苔薄而少津,脉数无力。当以益气养阴,健脾和胃为治疗原则,以养肺汤为基础方,临证加减。

[养肺汤]

组成:党参(或太子参)、沉香、天冬、麦冬、玄参、当归、白芍、百部、知母、白术、枳实、陈皮、五味子、黄芪。

治则:益气养血,健脾生津,纳气平喘。

主治:进行性气短,动则加重,呼吸困难,胸闷乏力,肢体消瘦,严重的口干咽燥,起病急骤,初期咳嗽痰黏稠,后期咳嗽剧烈,是由肺脾肾虚,气血津液亏损,痰瘀阻滞而致的气短日益加重为主症的疾患。

方解:党参(或太子参)、黄芪补气而不伤阴;沉香、五味子补肾纳气;天冬、麦冬、玄参、知母、百部补肺、脾、胃、肾之阴津并润肺止咳;当归、白芍补血养阴;白术、枳实、陈皮健脾和胃。

加减:气短不足以息,呼吸困难,易太子参为人参大补元气;食欲及消化功能正常,可不用白术、枳实、陈皮;消化功能差,不欲饮食可加焦三仙、砂仁、莱菔子。

六、预防与调理

1. 积极治疗各种呼吸病,尤其是积极治疗支气管炎、慢性阻塞性肺病、肺心病是预防本病发生的重要措施。

2. 戒烟,保持清洁的环境,减少对呼吸道的刺激,避免对呼吸功能的损害。

3. 多饮水,多食水果、蔬菜,饮食宜清淡,忌食寒凉、油腻,保持肺胃津液之充盛,脾胃运化功能之强健。

4. 对本病的治疗时间长,病人需要安心静养,坚持治疗,不可焦躁。

七、临证备要

1. 脾胃为后天之本,调理脾胃可培土生金。阴虚者宜上输养肺;气虚者宜养脾气以养肺体,补肾气以助肺纳气。

2. 肺间质纤维化乃属津枯之疾,故用药既不可苦寒滋腻以碍胃,也不可妄投燥热之品以伤津液。

3. 本病乃虚疾,故不可用祛痰峻剂,宜从缓取效。

八、病案举例

病案一:王某,男,72岁。2012年2月25日初诊。

近期因极度胸憋气短在省城某综合医院住院治疗。经有关检查确诊为肺间质纤维化,经20余日的治疗未见好转,并有日益加重的趋势。当时病人极度虚弱,气短不足以息,行动困难需有人搀扶活动,上楼需人背,医院表示对该病人已没有更好的治疗方法,病人及家属感到生命垂危十分悲观,故对中医药怀一线希望前来就诊。

当前病人除胸憋气短,不足以息,动则加重外,还兼有咳嗽,痰白量多,咳痰不利,口干,咽干而痛,精神不振,倦怠乏力,不思饮食,便溏,肢体极度消瘦,舌红苔薄白,脉细。诊为肺脾胃俱虚,气阴(包括津血)不足,痰湿阻肺而生咳喘。治以补肺益气,健脾和胃,养血生津,化痰止咳平喘,方以养肺汤加减。

党参 30g	五味子 15g	麦冬 30g	元参 30g
当归 15g	白芍 21g	白术 15g	茯苓 21g
陈皮 12g	苏子 21g	白前 15g	砂仁 10g
冬瓜子 30g	枳实 12g		

6剂,水煎服,日一剂,早晚分服。

二诊:服药后食欲明显好转,痰量减少,胸憋好转,咽痛减轻,气短有所改善。但仍咽干口干,夜咳甚,上楼时腿软无力,活动后脚踝肿,腰困,背恶风冷。

沙参 21g	麦冬 30g	玄参 24g	苏子 21g
陈皮 15g	黄芪 40g	东参 12g	桂枝 12g
防风 12g	炒白术 15g	款冬花 12g	冬瓜子 30g
牛膝 24g	枳实 12g		

6剂,水煎服,日一剂,早晚分服。

三诊:服药后气短明显好转,每提2.5公斤重鸡蛋上四楼也不气喘,自己甚为高兴,咽干口干也明显好转,惟在说话及劳累时才感到气短,尚后背恶风冷,仍足踝肿胀,时有阵发性气短,将痰咳出后症状得以缓解。

东参 12g	麦冬 30g	五味子 15g	黄芪 40g
白前 15g	沉香 5g	茯苓 21g	茯苓皮 30g
白术 15g	枳实 12g		

6剂,水煎服,日一剂,早晚分服。

四诊:服药后上症进一步明显好转,脚部已不肿,大便日行一次,消化明显好转。以上方加减继服,以巩固疗效。

【尹按】此例肺间质纤维化患者,当时已数病情危笃,西医药无有效治疗方案,经过王老补肺益气,健脾和胃,养血生津,化痰止咳平喘治疗,病情逐渐好转,气短减轻,精神好,并且生活完全自理,目前仍在门诊定期服中药调治。

病案二:孟某,女,55岁。2009年11月9日初诊。

胸憋气短,口干口黏,咳嗽,痰少不利,四肢关节僵痛,腰背困痛已有10余年之久,近十多年来用激素量大,导致血糖增高,近来诊为肺间质纤维化。舌红少苔,脉数。诊为肺肾两虚,气阴不足,痰瘀互阻。当治以益气养阴,活血通络,化痰止咳。以养肺汤加减:

黄芪 30g	党参 40g	五味子 15g	天花粉 30g
麦冬 30g	当归 15g	白芍 24g	冬瓜子 12g
桂枝 12g	牛膝 24g	浙贝母 15g	威灵仙 15g
陈皮 10g	桔梗 12g	枳壳 15g	

6剂,水煎服,日一剂,早晚分服。

二诊:服药后气短明显好转,关节僵痛也明显好转,胸已不憋,手指痛轻,尚屈伸不利,早晨有少量白痰,咳吐爽利,夜间时有阵咳。时有喉中痰鸣。以益气养阴,祛痰通络为主,方药如下:

射干 18g	浙贝母 15g	黄芪 30g	党参 30g
沉香 4g	当归 15g	白芍 24g	五味子 15g
桂枝 15g	甘草 15g		

6剂,水煎服,日一剂,早晚分服。

三诊:胸已不憋,不气紧,惟活动多、劳累时稍有气紧,尚口干而黏,全身关节痛,倦怠无力。

黄芪 50g	党参 40g	当归 15g	白芍 24g
五味子 15g	沉香 4g	威灵仙 15g	川断 30g
杜仲 18g	桂枝 12g	紫苏叶 15g	枳壳 15g

6剂,水煎服,日一剂,早晚分服。

四诊:服药后腰背脚已不酸困,且较前有力。惟腰背腿关节痛,较前已显著减轻,以独活寄生汤加减继服以巩固疗效。

【尹按】此例患者因关节痛,大量使用激素,明显影响了血糖,且损伤自身激素的产生能力,气阴受损、肺肾俱虚,治疗时益气养阴,兼以通络止痛。气充阴血得以生化,关节得以濡养,诸证自平。后期对于补肝肾、通经络的治疗可以改善原发关节疾病的病情。

病案三：邱某，男，64 岁。初诊时间：2011 年 4 月 29 日。

极度胸憋气短不能活动，由儿子、女婿用轮椅抬上楼来进行治疗，来诊前经省城名院确诊为肺间质纤维化合并阻塞性肺气肿，肺大泡。当前除胸憋气短，动则加重，兼胸左侧闷痛，心悸手抖，足心热，周身皮肤发绀，背冷，痰白质黏，咳吐不利，咽干口干，不思饮食，日益消瘦，舌红少苔，脉数。诊为肺脾肾俱虚，气阴（津血）不足，痰瘀互阻。治当以益气养阴，活血化瘀为主。

党参 40g	五味子 15g	沉香 4g	黄芪 30g
当归 15g	白芍 21g	川芎 15g	郁金 15g
丹参 30g	天花粉 30g	冬瓜子 30g	桔梗 12g
枳壳 15g	麦冬 30g	元参 30g	

6 剂，水煎服，日一剂，早晚分服。

二诊：服药后气短及周身皮肤发绀明显好转，胸已不痛，尚痰少不利，每日两次泄泻，平素矢气多，不欲饮食，口干咽干，背冷。继以益气养阴，健脾和胃，增进饮食为主。上方去川芎、郁金、丹参等，处方：

党参 40g	五味子 15g	沉香 4g	黄芪 30g
砂仁 10g	陈皮 15g	蛤蚧 1 只	紫苏 15g
赤芍 18g	当归 15g	鸡血藤 30g	姜黄 15g
白芍 24g	炒枣仁 30g	元参 18g	白术 15g
陈皮 15g	桔梗 12g	红景天 15g	

6 剂，水煎服，日一剂，早晚分服。巩固调治。

【**尹按**】此例肺间质纤维化患者病情危重，气短、周身皮肤发绀，涉及肺脾肾俱虚，有痰瘀互阻之标，但气阴（津血）不足为本，因此治疗上益气养阴与活血化瘀并进，病情好转后以益气养阴治本为主，需注意顾护脾胃功能，脾胃健运才能使精微物质濡养机体组织。

病案四：王某，女，79 岁。初诊时间：2012 年 4 月 29 日。

气短，动则加重，消化不良，偶有反酸，咽干口干，咳嗽口黏，唇紫，舌淡苔白腻，脉弦紧。外院诊为肺间质纤维化。诊为肺脾两虚，气阴不足，气滞血瘀。治当补益肺脾，益气养阴，开胃进食，活血化瘀。方以养肺汤加减。

百合 18g	元参 30g	麦冬 30g	天花粉 30g
冬瓜子 30g	当归 15g	白芍 21g	黄芪 30g
党参 30g	五味子 15g	白术 15g	枳实 15g

紫苏 15g　　　　　　茯苓 18g

　　　　　　　　　　　　　　6 剂,水煎服,日一剂,早晚分服。

二诊:口干咽干明显好转,反酸也好转,仍动则气短,咳嗽痰少而黏,烧心,呕吐,腹痛而肠鸣,大便日行 3~4 次。

白芍 21g　　　　陈皮 15g　　　　干姜 9g　　　　半夏 15g

白术 5g　　　　　云苓 21g　　　　党参 30g　　　芡实 15g

川黄连 5g　　　　砂仁 10g

　　　　　　　　　　　　　　6 剂,水煎服,日一剂,早晚分服。

三诊:烧心明显好转,已不呕吐,纳食好转。偶有泛酸及吐黏痰,早晨尚有咳嗽,睡眠早醒,难以入睡,口唇仍发绀。

上方加炒杏仁 30g、云苓 21g、桃仁 12g。

【尹按】此例患者素有消化不良问题,用补气养阴药物虽缓解口干咽干情况,但出现肝脾不调,腹痛而泻,二诊用痛泻要方合四君子汤健脾柔肝,使脾胃功能明显改善,三诊对血瘀不畅的口唇发绀、难以入眠兼以调治。总的治疗原则均注意培补后天之本,避免用峻猛伤津之品,适当根据变化的主症立法选方。

病案五:李某,女,67 岁。初诊日期:2005 年 5 月 10 日。

患慢性支气管炎数年,合并阻塞性肺气肿两年。多家医院均诊为肺气肿合并肺间质纤维化。当前胸憋气喘咳嗽,痰色白黏稠,咳吐不利,口鼻干燥,背冷,夜间及凌晨头胀痛,烧心反酸,胃脘胀痛,舌淡苔薄白,脉细数。诊为肺脾亏损,气阴(津血)俱虚,痰瘀互结。治当益气养阴,健脾补肺并活血化瘀,攻补兼施,标本同治。

东参 9g　　　　　麦冬 30g　　　　花粉 30g　　　冬瓜子 30g

白术 12g　　　　枳实 15g　　　　干姜 9g　　　　桔梗 12g

陈皮 12g　　　　当归 12g　　　　川芎 15g　　　半夏 12g

川连 6g　　　　　乌贼骨 21g

　　　　　　　　　　　　　　6 剂,水煎服,日一剂,早晚分服。

二诊:服药后头痛大减,胸憋气喘减轻,脱离吸氧时间逐渐延长,已不烧心反酸,仍感痰滞咽喉,咳吐不利,口干不欲饮,胃脘痞满,双膝关节疼痛,下肢无力,唇紫,舌暗红,苔少,脉数。

东参 10g　　　　沉香 3g　　　　　五味子 15g　　麦冬 30g

白术 12g　　　　枳实 12g　　　　桔梗 15g　　　枳壳 15g

95

天花粉 24g	冬瓜子 21g	射干 18g	海浮石 24g
川芎 15g	细辛 3g	牛膝 24g	

6剂,水煎服,日一剂,早晚分服。

三诊: 胸已不憋,气短明显好转,当前不再吸氧,尚咳嗽夜间重,头晕汗多,精神差,腿软无力,以扶正之品强壮身体,巩固疗效。

熟地 18g	山萸肉 12g	山药 18g	茯苓 18g
泽泻 15g	丹皮 15g	百部 18g	知母 15g
牛膝 21g	东参 9g	枸杞 18g	菊花 30g
当归 12g			

【尹按】 肺间质纤维化治疗方案根据临床不同主症有所侧重,益气养阴贯穿其中,通过调补肺、脾、肾的功能,起到恢复"肺主气、司呼吸"的作用。

附一:过敏性鼻炎

过敏性鼻炎即变异性鼻炎,是发生在鼻黏膜的变态反应性疾病,以鼻痒、打喷嚏、流清涕、鼻塞为主要特征。可分为常年性和季节性变应性鼻炎。属中医"鼻鼽"的范畴。

一、病理机制

本病主要由肺气虚,卫表不固,风寒之邪或风热、异气乘虚而入,犯及鼻窍而致。肺气虚肺宣发肃降功能失调,津液停聚,阳气无从泄越,故喷而上出为嚏、为清涕。

二、辨证施治

受外邪(风邪、风寒或异气)的侵袭,则突然发热,喷嚏频作,鼻流清涕量多,甚至难以自控,并畏风怕冷,突然发作或反复发作,舌淡苔薄白,脉虚弱。治当益肺散寒,益气固表。方用通窍止涕汤加减。

[通窍止涕汤]

组成:黄芪、桔梗、荆芥、防风、辛夷、苍耳子、细辛、党参、桂枝。

治则:益气散寒,通窍止涕。

主治:肺气虚寒,风寒之邪聚于鼻窍而致鼻痒喷嚏频作,清涕如水,鼻塞,遇风冷发病或病情加重。舌淡,苔薄白,脉浮缓。

方解:肺气虚寒,卫气不固,受风寒或邪气的侵袭而致寒湿之邪聚于鼻窍所致。邪正相争而喷嚏时作,风邪走窍而鼻痒;脾运失常,寒湿滞于鼻窍,肺失清肃,气不摄津则鼻流清涕故治当益气固表,散寒利湿,通窍止涕。方中以桂枝、荆芥、防风疏风散寒;辛夷、苍耳子通鼻窍散湿止涕;桔梗、细辛宣肺通窍;黄芪、党参补肺固表,扶正治本。

本方为治疗过敏性鼻炎的基础方。过敏性鼻炎也称变应性鼻炎,是临床常见和多发的疾病,可常年发病,也可呈季节性发作,属于过敏性疾病,多合并支气管哮喘。以往西医认为这种过敏性疾病乃先天所致,故难以治愈,所以使很多过敏性鼻炎病人多年忍受着鼻炎与哮喘之苦,但近年来通过让该类病人服益气散寒、通窍止涕的中药可使病人的症状得以缓解,过敏体质得以控制,受到过敏原的侵袭也不会再有鼻炎症状的发生。

三、病案举例

病案一:任某,女,49岁。初诊日期:2015年7月1日。

鼻痒,喷嚏频作,鼻流清涕,鼻塞、咽痒、眼痒,背困项强,舌苔薄白,脉缓。诊断:鼻鼽,治法:益气疏风,除湿通窍。方用通窍止涕汤加减。

黄芪 30g	党参 30g	桔梗 12g	荆芥 12g
桂枝 12g	防风 12g	辛夷 15g	苍耳子 12g
细辛 3g	蝉衣 12g	白蒺藜 15g	狗脊 30g
葛根 30g			

7剂,水煎服,日一剂,早晚分服。

二诊:2015年7月8日。

药后鼻、咽、眼痒已除,已无背困项强之感。鼻流清涕已少,清晨仍喷嚏频作。原方继服,巩固疗效。

三诊:2015年7月16日。

鼻塞、流涕诸证均以缓解。

【尹按】王老发现过敏性鼻炎根本原因在于肺气虚,卫表不固,因此经验方通窍止涕汤中有黄芪、党参益肺、益气固表,治疗根本病因,才能防止复发。

病案二:孙某,男,58岁。初诊日期:2015年7月8日。

过敏性鼻炎反复发作6年,现鼻塞、头闷,遇风冷尤甚,打喷嚏,流清涕,夜间气紧,咳嗽一周,诊断:鼻鼽,肺气虚寒。治法:温肺固表止涕,兼宣肺止咳平喘。方用通窍止涕汤合哮灵汤加减。

黄芪 24g	荆芥 12g	防风 12g	辛夷 15g
细辛 3g	桔梗 12g	薄荷 6g	炙麻黄 9g
杏仁 15g	党参 30g	地龙 15g	百部 18g

知母 15g	白芷 12g	桂枝 12g

6 剂,水煎服,日一剂,早晚分服。

二诊:遇风冷鼻塞、流涕、打喷嚏、夜间气紧俱明显减轻,现有痰、咳嗽不利。上方加花粉 30g、冬瓜子 30g。继服巩固。

【尹按】此例过敏性鼻炎已合并哮喘,二者并重,治疗时单纯益肺固表不能解决全部问题,必须用通窍止涕汤合宣肺平喘的哮灵汤进行治疗。后期根据鼻炎与哮喘的不同程度可二方有所侧重的选择使用,但始终不离补肺益气治本之法。

病案三:刘某,男,42 岁。初诊日期:2015 年 8 月 31 日。

过敏性鼻炎已 7 年,支气管哮喘 2 年,加重近 1 月。现喷嚏频繁,鼻流清涕,咽痒,鼻涕量多,鼻塞,夜间阵发性胸憋气紧,喉中痰鸣,呛咳不利,遇凉症状加重,舌红苔薄,脉细。治当温肺固表止涕兼宣肺止咳平喘,方用通窍止涕汤合哮灵汤加减。

黄芪 24g	荆芥 12g	防风 12g	辛夷(包)15g
桔梗 12g	细辛 3g	苍耳子 12g	白蒺藜 15g
桂枝 12g	炙麻黄 9g	杏仁 15g	地龙 15g
党参 30g	天花粉 30g	冬瓜子 30g	射干 15g

6 剂,水煎服,日一剂,早晚分服。

二诊:2015 年 9 月 7 日。

哮喘已缓解,咳嗽减轻,鼻塞流涕减少,现咽痒,眵多,其余症状均无。

黄芪 24g	荆芥 12g	防风 12g	炒蒺藜 15g
辛夷(包)15g	桔梗 12g	薄荷(后下)6g	桑叶 15g
沙苑子 15g	炙麻黄 9g	杏仁 15g	党参 30g

6 剂,水煎服,日一剂,早晚分服。

三诊:2015 年 9 月 16 日。

诸症减轻,现症:鼻塞,流涕,清晨醒时眵多,喷嚏少,无咽痒,无咳嗽,纳可,眠可,大小便可。

黄芪 24g	荆芥 12g	防风 12g	辛夷(包)15g
桔梗 12g	薄荷(后下)6g	炙麻黄 9g	杏仁 15g
浙贝母 15g	党参 30g		

6 剂,水煎服,日一剂,早晚分服。

四诊:2015 年 9 月 23 日。

现轻微鼻塞,晨起少量黄涕,昨日阴雨后,自觉有气紧,今日稍好,其余均可。

细辛 3g	辛夷(包)15g	桔梗 12g	黄芪 24g
桂枝 12g	防风 12g	炙麻黄 9g	杏仁 15g
浙贝母 15g	党参 30g		

6剂,水煎服,日一剂,早晚分服。

五诊:2015年9月30日。

症状均已好转,现偶见轻微鼻塞、流涕,其余均可。

黄芪 24g	辛夷(包)15g	桔梗 12g	白芷 12g
细辛 3g	荆芥 12g	防风 12g	桂枝 12g
党参 30g	炙麻黄 9g	杏仁 15g	

6剂,水煎服,日一剂,早晚分服。

【尹按】此例典型过敏性鼻炎合并哮喘,因病程久,治疗难度大,哮喘为后发,见效较快,但后续治疗鼻炎的过程中始终兼顾哮喘的巩固治疗,防止病情进展。也提示我们要认真对待过敏性鼻炎,防止迁延失治而导致合并哮喘等过敏性疾病,使得治疗更复杂,这样不仅影响患者生活质量,而且治疗费用高、易复发。

附二:鼻 窦 炎

鼻窦炎是鼻窦黏膜的化脓性炎症。有急性、慢性之别,但以慢性较多,慢性鼻窦炎多因急性鼻窦炎反复发作,未彻底治愈而迁延所致。属中医"鼻渊"范畴。

一、病 理 机 制

本病急性者为实证,多因外邪侵袭,引起肺、脾、胃、胆之病而发。风热犯肺或风寒外袭,入里化热,内犯于肺,肺失宣降,邪热上壅鼻窍而发病,或过食肥甘煎炒,醇酒厚味,湿热内生,郁困脾胃,湿热邪毒熏蒸鼻窍而发本病,也可由情志不遂,肝胆火盛,循经上犯,伤及鼻窍或邪热犯胆,胆热上蒸鼻窍而发病。

虚证多因肺或脾气虚损,邪气上涌鼻窍,以致病情缠绵难愈。肺脏虚损,肺卫不固,易为邪侵,正气祛邪无力,邪滞鼻窍而日久难愈,脾胃虚弱,气血精微生化不足,鼻窍失养,更加脾虚不能升清降浊,湿热内生,聚于鼻窍而为病。

二、诊 断 要 点

本病以脓涕量多为主要症状,同时鼻塞、嗅觉减退,上症可局限于一侧,也可双侧同时发生,部分病人有头痛,常局限于前额、鼻根或颌面部、头顶部。

三、辨 证 施 治

脾胃湿热:鼻塞重而持续,鼻涕黄浊量多。头闷不清或重胀,面颊或眉棱骨颌面压痛,嗅觉减退或兼食少纳呆,舌苔黄腻,脉滑数,此乃湿热上蒸,蒙蔽清窍所致。治当清热利湿,化浊通窍,方用藿香化浊汤加减。

[藿香化浊汤]

组成:藿香、白豆蔻、茵陈、黄芩、石菖蒲、白芷、薄荷、辛夷、白术、茯苓、薏苡仁。

治则:清热利湿,化浊通窍。

主治:鼻渊,鼻塞重而持续,涕黄浊而量多,头重胀,昏闷不清,小便黄,舌红,苔黄腻,脉滑数。

方解:藿香、白豆蔻行气醒脾,芳香化浊;茵陈、黄芩、薏苡仁清热利湿;辛夷、石菖蒲、薄荷祛湿清头目、通鼻窍;白芷清利头目,止前额头痛,白术、茯苓健脾利湿以扶正固本。

本方为治疗鼻窦炎的基本方。

四、病案举例

病案一:陈某,男,42岁。初诊日期:2015年5月14日。

患者鼻塞、时流浊涕,前额头痛,口干口苦,自觉低热、手心热,消化不良,便溏,尿黄。舌红苔腻,脉数,平素易感冒。诊为鼻渊(鼻窦炎),治以清热利湿,健脾固表。方以藿香化浊汤加减。

石菖蒲 15g	藿香 15g	薄荷(后下)6g	白芷 15g
茵陈 15g	黄芪 24g	白术 12g	茯苓 24g
黄芩 15g	防风 12g	枳实 12g	地骨皮 30g

4剂,水煎服,日一剂,早晚分服。

二诊:鼻通,头已不痛,但头闷有浊涕,手心热,自觉低热,尿黄。方去白芷、菖蒲、薄荷,加滑石15g、陈皮15g、半夏12g、栀子15g。3剂。

三诊:鼻已无涕,手心热缓解,食后消化欠佳,怕风冷,易感冒。

炒白术 15g	枳实 15g	陈皮 15g	半夏 15g
黄芪 24g	桂枝 12g	防风 12g	甘草 12g

【尹按】此例患者表现以脾胃湿热与肺卫气虚相兼出现,治疗时对虚实二者兼顾用药,三诊时湿热之象不明显,而畏风冷、易感冒与肺气虚寒有关,以王老经验方助阳固表汤加减巩固疗效。

病案二:李某,女,58岁。初诊日期:2015年5月11日。

鼻塞流涕5天。鼻流浊涕,色黄,偶咳嗽,咳痰不利,纳差不欲饮食,偶尔干呕恶心,畏寒易感冒,自汗恶风,腰困乏力,尿频口苦。舌红苔白,脉紧。诊为鼻渊(鼻窦炎),乃肺气虚,水湿内蕴化热所致。治以补肺健脾、清化湿浊。方用藿香化浊汤加减。

藿香 15g	半夏 12g	炒白术 12g	枳实 12g
茵陈 15g	黄芩 15g	石菖蒲 15g	地骨皮 30g
紫苏 15g	砂仁 10g	猪苓 15g	泽泻 15g
黄芪 24g	防风 12g	焦三仙各12g	

6剂,水煎服,日一剂,早晚分服。

二诊:服药后明显好转。上方略有加减,以巩固疗效。

【**尹按**】此例鼻窦炎虽见鼻流浊黄涕,但自汗恶风、易感冒的肺卫气虚表现也较明显,为虚实夹杂证。治疗时需要虚实兼顾,以清化湿浊为主,补益之品量不宜大,防止助湿生热。

附三:咽　喉　炎

　　咽喉炎是一种咽喉黏膜的炎症,咽、喉多同时发生炎症,也可单独发生。慢性者症状较轻,但反复发作,日久不愈。

　　咽前连口腔,下经食道通于胃腑,为胃之系,是气息出入及饮食水谷共同的通道,有司饮食吞咽、助语言、御外邪的功能;喉上通口鼻,下接气管,为肺之系,有行呼吸、发声音、护气道的功能。咽喉与肺胃的功能密切相关。肺胃的病变,也可波及于咽喉。

一、诊　断　要　点

　　1. 咽炎以咽喉红肿疼痛、喉底有颗粒状突起为主症,病久可表现为咽干、咽痒或微痛,及灼热感、异物感等咽部不适症状,相当于中医的喉痹。

　　2. 扁桃体炎以咽喉两侧喉核处红肿疼痛、有黄白色脓点为主症,相当于中医的乳蛾。

　　3. 喉炎以声音不扬、声音嘶哑为表现,咳嗽、说话多时喑哑加重,甚至完全失音为主症,相当于中医的喉喑。

　　4. 咽喉神经官能症以咽喉部有异物感,如梅核梗阻,咯之不出,咽之不下为主要特征的疾病,相当于中医的梅核气。

二、病　理　机　制

　　本病的急证多由肺卫失固,风热乘虚入侵,邪热上壅咽喉或风寒外袭,卫阳被遏,不得宣泄,壅结于咽喉所致。慢证多由过食辛、热、煎、炒、醇酒之类,使脾胃蕴热,结于咽喉;或湿热病后或劳伤过度,耗伤肺肾阴液,使咽喉失于滋养;或脾胃受损,水谷精微生化不足,津不上承,咽喉失养;或脾虚运化失常,水湿停聚为痰,凝结于咽喉;或余邪滞于咽喉,久则经脉瘀滞,咽喉气血壅滞为病。

三、辨 证 论 治

对本病的治疗当以清热养阴、利咽化痰为主,方以升麻桔梗汤加减。

[升麻桔梗汤]

组成:连翘、桔梗、牛蒡子、赤芍、生地、玄参、浙贝、木蝴蝶、蝉蜕、升麻。

治则:清热养阴,利咽化痰。

主治:咽喉干燥、咽痒或疼痛及灼热感、异物感,咯之不出,咽之不下,或咳嗽声音嘶哑,说话多时音哑严重,甚至失音。舌红少苔,脉弦数或细弱。

方解:连翘、桔梗、升麻清肺热,利咽喉,止疼痛;生地、玄参滋阴生津;蝉蜕、木蝴蝶利喉开音;牛蒡子、赤芍、浙贝祛痰化痰,散结利咽。

加减:咽部红肿疼痛剧烈加金银花、板蓝根,声音嘶哑、失音加诃子;口干喜热饮,时有呃逆反酸,倦怠无力;多言则症状加重,加党参;咽有异物感加海浮石。

四、病 案 举 例

闫某,男,64岁。初诊日期:2013年12月24日。

主症:咽喉干痒、疼痛,局部发热,咳嗽,痰黏稠不利。乃燥热犯喉导致慢性咽喉炎的急性发病。当治以养阴清热,利喉开音之剂。方用升麻桔梗汤加减。

连翘 30g	蝉蜕 12g	木蝴蝶 12g	桔梗 12g
天花粉 30g	冬瓜子 30g	玄参 24g	牛蒡子 15g
生地 15g	知母 15g	百部 18g	

4剂,水煎服,日一剂,早晚分服。

二诊:服4剂,咽痒痛、咳嗽明显好转,痰量减少,仍咽干而热。上方加生石膏、升麻而愈。

【尹按】此例咽喉炎与燥热伤阴有关,清除上焦热邪以连翘、升麻、桔梗、生石膏等为佳,生地、玄参、天花粉滋阴生津,有助稀释痰液,减轻咽喉局部干、涩、黏滞不适感。咽、喉分属肺、胃经的不同,治疗时也需鉴别分析而用药。

附篇
王有奎自拟肺病经验方二十首汇录

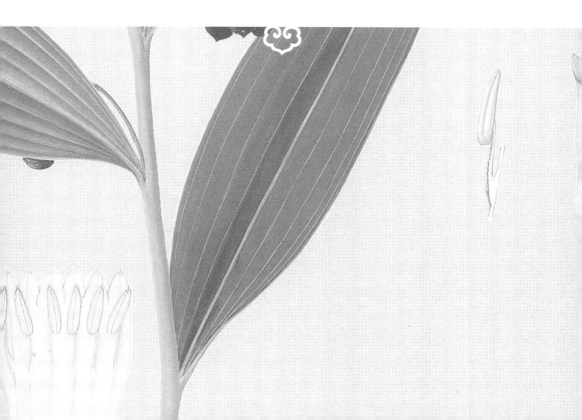

1. 润　肺　汤

组成: 百部 15g、款冬花 12g、五味子 15g、知母 12g、麦冬 30g、天花粉 30g、冬瓜子 30g、桑白皮 15g、党参 30g。

治则: 养阴润肺,利痰止咳。

主治: 咳嗽日久,阴虚肺燥,咽干口渴,渴欲饮水,痰白,咳吐不利,声低体倦,舌淡红,苔薄白,脉细无力。

【尹按】适宜于西医的慢性支气管炎、慢性咳嗽。

2. 健脾化痰汤

组成: 党参 30g、茯苓 18g、白术 15g、陈皮 12g、半夏 12g、五味子 15g、干姜 7g、紫菀 15g、款冬花 12g、甘草 9g、桂枝 12g、黄芪 30g。

治则: 健脾益气,化痰止咳。

主治: 肺脾气虚,咳嗽痰多,色白质稠,咳痰爽利,痰出咳平,胸闷,食少乏力,食后胃脘痞满。舌淡,苔薄白,脉缓。

【尹按】适宜于西医的慢性支气管炎、早期肺气肿或慢阻肺伴有消化道症状者。

3. 哮　灵　汤

组成: 炙麻黄 9g、杏仁 15g、地龙 15g、白前 15g、天花粉 30g、冬瓜子 30g、射干 15g、党参 30g。

治则: 宣降肺气,益气平喘。

主治: 阵发性胸憋喘促、呼吸困难,多在夜间或清晨发作,喉中痰鸣。多受特异之邪侵袭或于过劳郁怒时发作,舌苔薄白,脉数。

【尹按】适宜于支气管哮喘急性发作期及缓解期的治疗,对喘息性支气管炎也可参考。

4. 复　健　汤

组成: 人参 9~12g、沉香 3~5g、黄芪 30g、当归 15g、五味子 15g、茯苓 21g、

补骨脂 21g、苏子 21g、冬瓜子 30g、白术 15g、炙麻黄 9g、杏仁 15g。

治则：补肾纳气，益气平喘，理气消痰。

主治：咳喘日久不愈，当前邪盛正虚，呼多吸少，气不得续，呼吸困难，动则气短加重，痰液黏稠，色白量多，咳吐不爽，胸闷咳嗽，食少体倦，或口干欲饮，舌淡苔腻，或舌暗红少苔，脉弦数。

【尹按】适宜于慢性阻塞性肺病，阻塞性肺气肿以及肺功能减退者。

5. 利咽止咳汤

组成：连翘 30g、蝉蜕 12g、荆芥 12g、天花粉 30g、冬瓜子 30g、百部 15g、知母 15g、炙麻黄 9g、杏仁 15g、党参 30g。

治则：疏风止痒，益气脱敏止咳。

主治：肺气虚宣降不利，又为特异之邪所扰而致咽干而痒，痰少不利，夜间呛咳不止，用各种止咳的治疗方法均不见好转者。舌苔薄白，脉数。

【尹按】适宜于急慢性上呼吸道感染、慢性咳嗽以上气道综合征、咳嗽变异性哮喘等表现为主者。

6. 疏风止咳汤

组成：连翘 30g、荆芥 12g、蝉蜕 12g、天花粉 30g、冬瓜子 30g、百部 15g、知母 15g、杏仁 15g、麦冬 30g、浙贝 15g、甘草 12g。

治则：疏风止痒，化痰止咳。

主治：邪犯咽喉，症见咽干痒而咳，痰或多或少，但咳吐不利，口干欲饮，舌淡红，脉浮数。

【尹按】适宜于急性上呼吸道感染、急性咽炎以及感染后咳嗽。

7. 黄芩清肺汤

组成：黄芩 15g、鱼腥草 30g、桔梗 12g、枳壳 12g、浙贝 15g、前胡 15g、知母 15g、瓜蒌 18g、茯苓 21g、冬瓜子 30g。

治则：清肺化痰，理气止咳。

主治：痰热壅肺，症见痰黄黏稠，量多，咳吐不爽，咳嗽，胸闷气粗，兼口干苦或身热。舌苔黄腻,脉滑数。

【尹按】适宜于肺炎的早、中期,以及各种呼吸道疾病见上述证候者。

8. 燥湿化痰汤

组成:陈皮 15g、半夏 12g、茯苓 21g、苏子 21g、紫菀 15g、白前 15g、白术 15g、枳实 12g、炙甘草 9g、党参 30g、厚朴 12g。

治则:燥湿化痰,健脾和胃。

主治:痰湿阻肺,症见痰多色白,咳吐爽利,胸胀满闷,胃脘痞满,咳嗽,肢节困倦。舌淡,苔白腻,脉滑。

【尹按】适宜于肺炎、急慢性支气管炎、肺气肿、慢阻肺等病,见上述证候者。

9. 通窍止涕汤

组成:黄芪 30g、桔梗 12g、荆芥 12g、防风 12g、辛夷 15g、苍耳子 12g、细辛 3g、党参 30g、桂枝 12g。

治则:益气散寒,通窍止涕。

主治:肺气虚寒,风寒之邪聚于鼻窍而致鼻痒喷嚏频作,清涕如水,鼻塞,遇风冷发病或病情加重。舌淡,苔薄白,脉浮缓。

【尹按】适宜于过敏性鼻炎。

10. 清肺泻火汤

组成:生石膏 30g、知母 15g、黄芩 15g、鱼腥草 30g、浙贝 15g、瓜蒌 30g、桔梗 12g、杏仁 15g、郁金 12g、侧柏叶 12g、甘草 12g、金银花 30g。

治则:清肺泻火、化痰止咳。

主治:风温肺热而致发热,胸痛,咳嗽气急,痰黄,咽干,口干,苔黄,脉数。

【尹按】适宜于肺炎兼发热重、痰黄者,其他如气管炎等适合上述证候者也可参考。

11. 助阳固表汤

组成:黄芪 30g、桂枝 12g、防风 12g。

治则:益气固表,温经助阳。

主治:表虚阳弱,易受寒邪侵袭而发病。每处风冷环境则病情发作或喷嚏频作,鼻流清涕,或咳喘发作或加重,舌淡,苔薄白,脉浮无力。

【尹按】适宜于支气管哮喘,急慢性支气管炎,阻塞性肺气肿,肺心病,过敏性鼻炎等出现上述情况者。在治疗原发病的基础上合用本方可明显提高原方的疗效,并有效改善阳虚体质患者恶风冷的状况。

12. 养 肺 汤

组成:党参 30g(或太子参)、沉香 3~5g、天冬 15g、麦冬 30g、玄参 30g、当归 15g、白芍 21g、百部 15g、知母 15g、白术 15g、枳实 12g、陈皮 12g、五味子 15g、黄芪 30~50g。

治则:益气养血,健脾生津,纳气平喘。

主治:进行性气短,动则加重,呼吸困难,胸闷乏力,肢体消瘦,严重的口干咽燥,起病急骤,初期咳嗽痰黏稠,后期咳嗽剧烈,是由肺脾肾虚,气血津液亏损,痰瘀阻滞而致的气短日益加重为主症的疾患。

【尹按】适宜于肺纤维化、慢性肺源性心脏病。

13. 解表止咳汤

组成:荆芥 12g、桔梗 12g、杏仁 15g、紫菀 15g、白前 15g、百部 15g、牛蒡子 15g、陈皮 12g、甘草 12g。

治则:疏散余邪,化痰止咳。

主治:风邪犯肺,表证已基本缓解,惟咳痰咳嗽不止,舌苔薄白,脉浮缓。

【尹按】适宜于感染后咳嗽。

14. 强心固本汤

组成:人参 15g、黄芪 30g、茯苓 24g、桂枝 12g、五味子 15g、沉香 3g、苏子

21g、炙甘草 12g、当归 12g、丹参 30g。

治则:补益心肾,纳气平喘。

主治:呼吸短促难续,声低气怯,倚息不得平卧,心悸,汗出,胸闷,咳嗽,痰白如泡沫,咳吐不利或兼夜尿频数,腰膝酸软,甚至唇口舌紫,脉细数结代。

【**尹按**】适宜于肺源性心脏病心衰。

15. 参芪麦冬汤

组成:沙参 21g、麦冬 3g、百部 15g、白及 12g、玄参 24g、五味子 15g、阿胶 15g、黄芪 24g、冬虫夏草 12g、党参 3g、紫菀 15g、款冬花 12g、白术 15g、山药 21g。

治则:益气养阴。

主治:咳嗽气急,气短声低,痰多质稀色白,时夹咯血,色淡红,午后潮热,颧红,自汗盗汗,食少便溏,倦怠乏力,面色㿠白,舌淡苔薄,脉细弱。

【**尹按**】适宜于肺结核后期或其他呼吸病恢复期,见上述证候者。

16. 藿香化浊汤

组成:藿香 15g、白豆蔻 12g、茵陈 15g、黄芩 15g、石菖蒲 15g、白芷 15g、薄荷 6g、辛夷 15g、白术 15g、茯苓 24g、薏苡仁 30g。

治则:清热利湿,化浊通窍。

主治:鼻渊,鼻塞重而持续,涕黄浊而量多,头重胀,昏闷不清,小便黄,舌红,苔黄腻,脉滑数。

【**尹按**】适宜于鼻窦炎炎症期。

17. 疏风解表汤

组成:荆芥 12g、防风 12g、桔梗 12g、薄荷 6g、甘草 12g、蝉蜕 12g。

治则:疏风解表,利咽通窍。

主治:外感风邪导致鼻塞流涕,恶寒发热,头疼身痛或咽喉肿痛。咽痒咳嗽,痰黄口苦,舌苔薄白或黄腻,脉浮或浮数。

【尹按】适宜于急性上呼吸道感染。

18. 清肺泻肝汤

组成:黄芩 15g、栀子 15g、天花粉 30g、冬瓜子 30g、白芍 18g、杏仁 15g、枇杷叶 15g、牛蒡子 15g、射干 15g、桔梗 12g、甘草 12g。

治则:清肺泻肝,降气止咳。

主治:肝火犯肺,上气喘咳阵作,咳时面赤,咽干口苦,常觉痰滞于咽喉,痰少质黏,痰难咳出,胸胁胀痛,症状随情绪波动而有增减,舌红少津苔黄,脉弦数。

【尹按】适宜于急慢性咳嗽、慢性咽炎、胃食管反流性咳嗽等病。

19. 平　质　汤

组成:人参 9g、黄芪 30g、沉香 3g、五味子 15g、当归 12g、白芍 21g、百合 18g、知母 15g、陈皮 12g、川芎 12g、白术 15g。

治则:大补元气补肾纳气为主,兼以补血养阴,化痰止咳,健脾和胃。

主治:肺气虚,肾不纳气,进行性呼吸困难,兼有干咳少痰,手指末端肿胀,或兼行动无力,关节疼痛,或情绪不良,不思饮食,口唇发绀。舌红,苔薄白,脉弱。

【尹按】适宜于肺间质性疾病。

20. 升麻桔梗汤

组成:连翘 30g、桔梗 12g、牛蒡子 15g、赤芍 12g、生地 15g、玄参 24g、浙贝 15g、木蝴蝶 12g、蝉蜕 12g、升麻 12g。

治则:清热养阴,利咽化痰。

主治:咽喉干燥、咽痒或疼痛及灼热感、异物感,咯之不出,咽之不下,或咳嗽声音嘶哑,说话多时音哑严重,甚至失音。舌红少苔,脉弦数或细弱。

【尹按】适宜于咽喉炎。

注:所列剂量均为王老经验用量,仅供读者参考临证需辨证增减使用。

王有奎经验方临证索引

（按拼音为序）